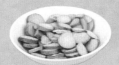

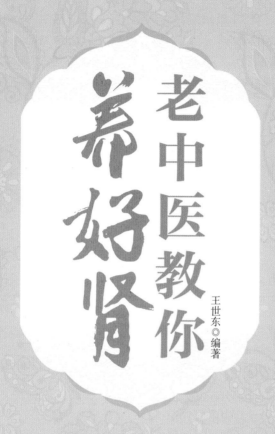

老中医教你养好肾

养好肾

王世东◎编著

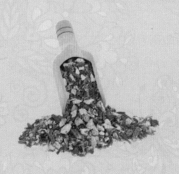

黑龙江科学技术出版社

图书在版编目（CIP）数据

老中医教你养好肾/王世东编著. -- 哈尔滨：黑龙江
科学技术出版社，2018.9

（老中医养生堂）

ISBN 978-7-5388-9834-7

Ⅰ.①老… Ⅱ.①王… Ⅲ.①补肾-基本知识 Ⅳ.
①R256.5

中国版本图书馆CIP数据核字（2018）第205384号

老中医教你养好肾

LAOZHONGYI JIAO NI YANG HAO SHEN

作 者	王世东	
项目总监	薛方闻	
责任编辑	闫海波	
封面设计	何 琳	
图书策划	王利创书（www.rzbook.com）	
出 版	黑龙江科学技术出版社	
	地址：哈尔滨市南岗区公安街70-2号 邮编：150007	
	电话：(0451) 53642106 传真：(0451) 53642143	
	网址：www.lkcbs.cn	
发 行	全国新华书店	
印 刷	北京天宇万达印刷有限公司	
开 本	710 mm×1000 mm 1/16	
印 张	12	
字 数	160千字	
版 次	2018年9月第1版	
印 次	2018年9月第1次印刷	
书 号	ISBN 978-7-5388-9834-7	
定 价	39.90元	

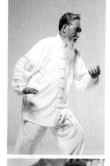

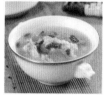

现代人亚健康与肾虚有关

世界卫生组织曾对我国上海、北京等地区的人群健康状况进行了双盲调查，发现国人处于亚健康状态的比例达65％，明显高于世界平均水平。

亚健康主要表现为心神不宁、睡眠不好、频繁起夜、出虚汗、面色憔悴、腰背酸痛等状态。从中医的角度讲，这些亚健康的症状多与肾虚相关。此外，还有神经系统症状，如记忆力减退、注意力不集中、情绪难以自控，以及生殖系统症状，如女性的子宫发育不良、月经不调、不孕，男性的遗精、滑精、性欲降低、阳痿等，均有可能是由肾虚引起的。肾虚还会伤害女性之美，导致眼袋、黑眼圈，皮肤无光泽、干燥、粗糙，肌肤无弹性，乳房下垂，腰、腹脂肪堆积等问题。

养肾可以使人长寿

中医典籍强调"肾乃命门"，强调养肾是养生和延年益寿的重心所在。近年来，中老年人慢性病发病率快速上升，冠心病、高血压、高脂血症、糖尿病等疾病的初发年龄也趋于年轻化，一定程度上是由于现代人精气血的过度透支。我们建议：从30岁就要开始养肾，年龄越大，越要注意养肾，积极预防人体精元气血的过早流失，防止肾虚发生，从而延缓人体的衰老。

本书分别从养肾原理、养肾药食、养肾运动、养肾细节等方面做了通俗易懂的介绍，希望对您有所帮助。最后，祝您健康长寿！

王世东

特别提醒：本书介绍的药物和药方及其功用，仅限于一般情形，请先到正规医院进行检查之后，在医生的指导下正确使用。

〔目录〕
Contents •••

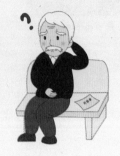

第一章

肾，你还好吗？

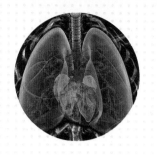
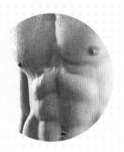
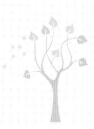

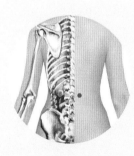

第二章

肾要好，先和"补肾大穴"交朋友

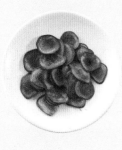

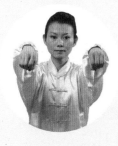

第四章

认真做好几件事，便可肾不虚、人不老

养肾古方，老祖宗留下的补肾疗法 / 116

简单易行的补肾小动作 / 129

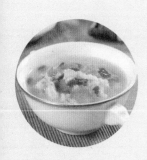

第五章

"医"本正经治肾虚，对症病自除

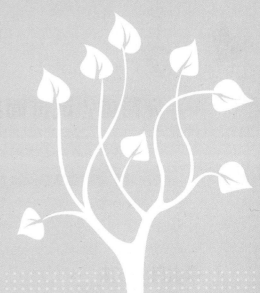

第一章

肾，你还好吗？

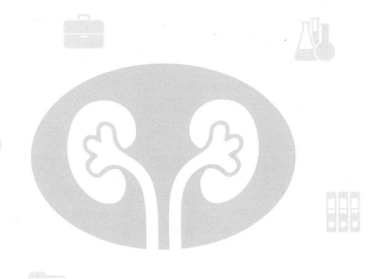

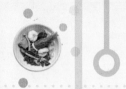

你肾虚？试试简易自测法

肾虚，多少会有些感觉。但光凭感觉也不行，还是要通过科学的方法才能准确做出判断。肾虚并不可怕，分清情况好好保养就行了。

肾虚自测方法

肾为先天之本，只有肾脏运作正常，其他脏腑才能正常工作。所以，对肾脏负责就是对自己的健康负责。肾虚是一种非常自然的生理现象，在生活中我们也经常听到"十肾九虚"的说法。一般来说，男人40岁以后，女人35岁以后，都会出现肾虚问题。肾虚已经成为人们目前非常关注的一个健康问题，但是如何知道我们的肾是否健康？我们离肾虚还有多远？下面就教大家一些方法，检测一下自己的肾。

肾虚有关问题调研表
1 是否无缘无故地经常感觉口淡、爱吃味道浓的食物？
2 是否经常感觉神疲乏力，哈欠连连，工作没激情或者力不从心？
3 是否特别怕冷，经常感到手脚冰凉？
4 是否感冒、发热等常见疾病缠身？
5 是否夜间小便多，在正常饮水的情况下一夜小便3次以上？是否小便淋漓，淋漓不尽？
6 是否有耳鸣、腰痛的情况经常发生？
7 是否常有大便干燥、排便困难的情况？
8 是否经常失眠健忘，总是犯困，睡眠质量差，睡眠易惊醒，经常丢三落四？
9 是否性冷淡，对性生活不感兴趣、质量不高，或者男人刚过40岁就没有了晨勃的现象？
10 是否经常脱发？

以上10个问题中，回答是的在后面打√。0个√表明你的身体健康，1~3个√表明需要调养你的肾脏，4个以上表明你已经肾虚了，需要认真调理你的肾脏了。

肾虚需辨证，补肾需注意

1.肾气不足型肾虚。"肾气"，是指肾精所化之气，它反映了肾的功能活动，对人体的生命活动很重要。肾气不足，会引发各种疾病，对身体极为不利。如果出现诸如经常感觉口淡、畏寒肢冷、头晕乏力、气短、气喘、夜间多尿、头晕耳鸣等症，便是由肾气不足导致。这时便要注意补益肾气。

2.肾阳虚型肾虚。肾阳虚，就是肾脏阳气衰竭表现的症候。肾阳又称"元阳""真阳"，是人体阳气的根本，对各脏腑组织起着温煦、生化的作用。一般来说，肾阳虚常由年老体衰、久病伤阳、房劳伤肾、下元亏虚、命门火衰、肾阳虚损等原因所致，常见表现有：畏寒怕冷、面色黧黑或者苍白、神疲乏力、腹胀腹泻、性欲减退，男子阳痿早泄、遗精滑精，女子宫寒不孕等。如果你身体也出现类似症状，那就要注意补肾壮阳。

3.肾阴虚型肾虚。肾阴虚，即肾水不足，是肾脏阴液不足表现的症候。肾阴又叫"元阴""真阴"，是人体阴液的根本，对各脏腑组织起着濡润、滋养的作用。肾阴虚会出现类似上火的"热证"。具体来说，有下面一些症状：失眠健忘、头晕耳鸣、口干舌燥、心烦气躁、男子阳强易举、女子经血不足，出现经少、闭经等问题。若出现这些症状，就要补肾滋阴。

"补肾"大有学问，在实际中切记要分清阴阳寒热，不可一味乱补。如果您不能确定该如何进补时，建议您在购买补肾保健品或中成药之前，咨询一下中医师或专业人士，做到有的放矢地治疗。

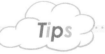

▶▶肾中精气不足的表现

肾精化生元气，可促进人体的生长、发育和生殖，并且推动和调节全身的生理活动功能，是人体生命活动的原动力。如果肾中精气不足，会导致小儿出现生长发育迟缓现象；青年人则表现为生殖器官发育不良，性成熟迟缓；中年人表现为性功能减退或出现早衰；老年人则会表现为衰老得特别快。

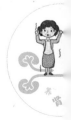

为啥养生先要养肾？

肾藏有先天之精，为脏腑阴阳之本，生命之源，故称为先天之本。肾藏精，主生长发育和生殖。肾所藏之精包括先天之精和后天之精。肾精的盛衰，对五脏六腑的功能都有影响。因此，养生的关键就在于养肾。

肾气不外泄，多活30年

正常人有两个肾，位置在人体腰脊部脊柱两侧，形状类似于扁豆。从功能上来说，肾脏属于泌尿系统的一部分，负责过滤血液中的杂质，产生尿液等废物，并最终排出体外。大多数人左肾位置比右肾稍高。

中医的"脏腑"概念与人体的实际器官并不完全相同。中医经常提到的肾，并不局限于肾脏本身，还包括更广泛的含义。中医认为，肾属五脏，与水密不可分，和膀胱唇齿相依；肾藏精，主骨生髓，其华在发，也就是说，肾除了和人体水的代谢有关之外，还与身体的生长、发育、繁殖等功能有关。

中医认为，肾脏的主要功能有：

肾藏精，贮藏人体的精气，为生殖、造血、生长发育、免疫防病等提供能量。

肾主水，平衡身体的水液代谢，并通过膀胱排泄尿液。

肾主纳气，协调正常的呼吸活动。

肾主骨生髓，强健筋骨，养脑益智。

肾能促进头发生长，使头发乌黑浓密。

肾气通耳，使听力正常。

肾控制二阴的开合，促进正常的排泄功能。

这些功能都依赖于肾气的充足。肾气是指肾精所化之气，如果肾气长期不足，会引发过早衰老，短期不足会引发各种疾病，需要及时养肾，补充肾气。肾气外泄的情况比较复杂，可以根据生活中的一些表象来做初步判断。

如果一个人口味越来越重，食欲不振以至于需要很大程度的酸、辣、咸等味道调动食欲，很有可能是脾胃功能越来越弱，味感下降，肾气失所养，运化功能减退的征兆。还有的人整日精神不振、胸无斗志，也有可能是肾气外泄，导致情志萎靡。

身体状态更能反映肾脏的情况。肾气外泄的人经常无故发热，年轻人头发花白，一年四季手脚冰凉，这是因为身体精气外泄，供给生发的力量就少了，精气不足，身体就会出现异常。还有的人睡觉时总出汗（盗汗），这是由于肾气不足、耗伤气阴、阴虚火旺，迫津外泄引起的。

大家对肾气外泄一定要重视，如感觉肾气外泄应及时对生活习惯和身体状态做出相应改变，防止身体进一步恶化，预防疾病乘虚而入。根据中医养生学观点，要有针对性地养护肾脏，可以从以下方面入手：

房事过劳导致的肾气外泄，多因过早婚育、房事过频引起，以致精气虚损，可以适当减少性生活，同时注重食疗滋补。

思虑忧郁导致的肾气外泄，大多已经损伤心脾，以致气血两虚，要注意生活方式的调节，保持心情愉悦，控制自己的脾气；但遇事也不可闷在心里，可多与人交往，与家人和朋友多沟通。

劳累或生活不规律导致的肾气外泄，要注意休息，工作生活要有规律，注意调节自己的身体状态，不要长时间处于兴奋状态，不要熬夜。睡前用热水泡脚，并按摩脚心。

肾主水，饮食要清淡，食物不要过咸，口味重的人可以循序渐进，逐渐适应清淡的食物。多喝水，但不要喝刺激的饮料。泡茶时可以放一些枸杞，有助于补肾。

肾藏精，是生命基本物质的仓库

肾藏精，这是肾的主要生理功能。《黄帝内经·素问》称肾为"封藏之本"，强调肾的藏精作用。由于肾藏先天之精，主生殖，为人体生命之本源，故称肾为"先天之本"。

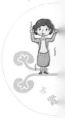

"肾藏精"有两方面的含义，一是藏"后天之精"，即五脏六腑水谷之精气，维持人体器官的功能，促进机体生长发育，滋养生命；二是藏"先天之精"，即肾的本脏之精，这是生育繁殖的最基本物质，与人的生殖、生长、发育和衰老有关。

　　肾主藏精，以气为用，肾藏精化为肾气，肾中精气是机体生命活动的根本，是生命基本物质的仓库。肾是五脏的阴阳之本，肾气分阴阳，其中肾阳也称为元阳、真阳、真火，对机体有温煦、兴奋、封藏等作用，可以制约阴寒；肾阴也称为元阴、真阴、真水，对机体有滋润、宁静、濡养等作用，可抑制过度阳热。肾阴和肾阳相辅相成，共同调节全身脏腑的阴阳，协调脏腑的功能和精血、津液的代谢。

　　在人的一生中，肾中储藏的精气并不是一成不变的，而是随着年龄的增长和身体健康的程度，呈现一定的盛衰变化。健康人的幼年阶段，肾精是逐渐充盛的；至青年阶段，肾精充盈，身体健壮，筋强骨健；中年人的肾精逐渐开始消耗，身体可能会出现各种状况；等到了老年，肾精已经进入衰退阶段，身体衰老，筋骨不灵，牙齿脱落，头发变白稀少，直至肾精枯竭，老态龙钟，油尽灯枯。

　　人体是一个系统，肾精就像大树的根，给全身供

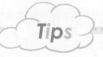

Tips

▶▶ **什么叫老年病**

　　一般认为，人在60至89岁为老年期，其间所患的与衰老有关的，并且有老年阶段特点的疾病，就叫老年病。

　　进入老年期，人体功能衰退，与衰老退化变性有关的疾病会随着年龄的增加而增多，比如老年性痴呆、老年性精神病、老年性耳聋、脑动脉硬化以及由此引致的脑卒中等。这类病常在老年期发病，并带有老年人的特征。

给能量。养肾得法，肾精能保持充盈，全身就会枝繁叶茂，身体状态良好；如果个人习惯不好，不注重养生，肾精消耗过快，身体就会出现各种问题。肾精保养及时，甚至可以延缓衰老，预防和治疗各种老年性疾病。

肾主水，调节人体津液代谢

《黄帝内经·素问》说："肾者水脏，主津液。"这里的水是体内津液的总称。肾主水，肾起着调节人体水液代谢的作用，肾中精气的气化功能对体内津液的输布和排泄、维持体内津液代谢的平衡有极为重要的调节作用。

津液，是机体一切正常水液的总称，不仅包括各脏腑内在液体和分泌物，也包括代谢产物，如尿、汗、泪等。津液主要是水分，同时含有大量的营养物质，是构成人体和维持生命活动的基本物质。津液的功能是润泽浅表的皮毛、肌肉，滋润深部的脏腑，充养骨髓和脑髓，润滑眼、鼻、口等孔窍，滑利关节等。

津液的生成、输布、排泄过程很复杂，涉及多个脏腑，肾主要起到蒸腾气化的作用。津液的生成源于饮食水谷，肾脏的气化作用将有营养作用的部分上升到肺，输布全身，将代谢废物中无营养的部分排泄出来，从膀胱排出尿液，从汗孔排出汗液，维持体液的平衡。

传统中医认为：津液的代谢"其本在肾，其标在肺，其制在脾"。肾在津液的传输中起决定性作用，肾阳是人体阳气之根本，具有蒸腾激发作用，推动各脏腑的功能活动，同时肾本身也参与津液的传输，将清液上传周身、浊液下排尿液。如果肾的气化功能失调，导致津液的输布、排泄失常，就会滋生水饮，或酿生痰浊，人体出现一系列病理变化。具体来讲，就是尿少、尿闭与水肿等排泄障碍的疾病。

水液的输布主要靠肾气的"开"和"阖"完成。"开"是输出和排泄水液，"阖"是指潴留一定量的水液。健康人的肾阴、肾阳是相对平衡的，肾气的开阖也是协调的，尿液排泄正常。如果肾的主水功能失调，肾阴、肾阳功能紊乱，水液代谢就会失衡，人体进而发生水肿等病症。

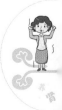

肾主纳气，摄纳肺所吸入的清气

人体的五脏六腑中，呼吸由肺来主司，但肾具有纳气的作用，呼吸功能的正常与否还与肾密切相关。生活中经常有人因肾虚而致呼吸困难，动则气喘，中医称之为"肾不纳气"。

纳，即"收纳、摄纳"之意。肾可以摄纳肺所吸入的清气，防止呼吸表浅。由肺吸入的"清气"必须下达到肾，由肾来摄纳，才能保持呼吸的平稳，保证体内外气体的正常交换。

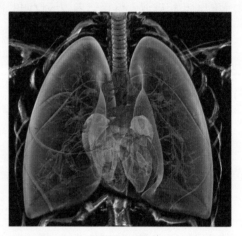

中医宝典《类证治裁·喘症》对肾主纳气有精彩的描述，上面写道："肺为气之主，肾为气之根，肺主出气，肾主纳气，阴阳相交，呼吸乃和。"从中也可以看出，肾主纳气与肺主气并不矛盾，两者有明显的不同。肾主纳气其实是从闭藏的角度来讲的，这是肾的闭藏作用在呼吸运动上的体现。

肾的纳气功能正常，则呼吸均匀调和。如果肾的纳气功能减退，摄纳无权，则肺气上浮而不能下行，进而出现呼吸表浅、呼吸困难等症状。

由此可见，呼吸方面的疾病，例如气管炎、支气管扩张、哮喘、肺气肿等疾病，仅仅从呼吸系统来治疗是不全面的，需要考虑肾的功能是否出现问题。如果肾功能不正常，肾不纳气，吸入之气不能完全归纳于肾，人体呼吸效率不高，自然会气短、气喘。

有一些常年不愈的慢性咳喘病人，疾病反复，延续多年，病人十分痛苦。有经验的中医会采取"咳嗽发作时以治肺为主、咳嗽缓解时以治肾为主"的策略，一般能收到很好的治疗效果，这就是中医"肾主纳气"理论的实际应用。

肾主骨生髓，滋养骨骼生长

肾具有"主骨、生髓、通于脑"的功能。骨骼是人体的支架，主司人体的运动。骨骼还可以支撑、保护人体结构。但骨骼并不是孤立的，需要靠骨髓来充养。《黄帝内经》将髓分为三种：脑髓、骨髓、脊髓。这三种髓都是由肾精所化生的。肾中精气的盛衰影响到骨的生长与发育，进而影响到髓的充盈与功能。

简而言之，肾精能够生髓，而髓能养骨，故称"肾主骨"。

中医认为，脑为髓的聚集之处，故称"脑为髓之海"，这就是说，肾能藏精，而精又能化生髓；髓居骨中，骨靠髓来充养，而髓又聚汇于脑。因此，脑髓也依赖于肾精的充养。《黄帝内经》总结道："肾生骨髓""肾不生则髓不能满"。

一个人的肾气充足，则骨质坚固、健康强壮；精足髓充，则头脑灵敏、心思精巧。这是因为，肾精充足，则骨髓和脑髓化生有源，骨质得到充足的营养。肾气充足，幼儿和青少年则骨骼发育健康，生长发育正常，头脑聪明；成年人则骨质致密，不易得病，精力充沛；老年人则骨骼不易老化，精神矍铄。

如果肾精亏虚，骨髓就会"化生无源"，骨骼失其滋养，产生很多问题。幼儿和青少年肾气不足，骨骼发育不良，生长迟缓；成年人则免疫力低，精神萎靡不振，腰膝酸软，容易得病；老年人骨骼脆弱，骨质疏松，步履蹒跚，行走无力，耳聋眼花。

牙齿也与肾有关。中医认为，"齿为骨之余"，齿与骨同出一源，牙齿自然由肾中精气所滋养。牙齿的生长与脱落，与肾中精气的盛衰密切相关。肾中精气充沛，则牙齿坚固而不易脱落；肾中精气不足，则牙齿易于松动，甚至过早脱落。

此外，肾气不足的人脑髓营养不足，脑子容易空虚，迟钝健忘。脑力工作者需要补充肾气，就是因为肾主骨生髓，肾精不足则脑力不足，思维迟钝，工作效率自然低下。而肾气充足的人，记忆力强、思维活跃，工作效率自然就

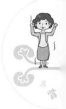

9

高。因此，骨骼出现问题、容易骨折的人以及患有慢性神经衰弱病症的人，都可以尝试补肾益肾。

其华在发，肾气足则头发乌黑浓密

头发，是指长在人类头部的毛发。头发是有自己寿命的，每根头发长到一定长度，就会老死，自然脱落下来，这是一种正常现象。实际上，每个人每天都在掉头发，同时又长出新头发。但过于频繁、大量地落发，就不正常了，说明头发的生长受到了影响。

头发的正常生长需要营养，而营养是靠血液运送的，中医称"发为血之余""肾，其华在发"。发就是头发，发的化生，虽与血有密切关系，但也与肾脏精气的盛衰有关。肾精能生血，血能生发。发的营养虽来源于血，但生机根本在肾。头发生长的好坏与气血有直接的关系，脱发患者多是肝肾两虚，气血亏虚。当肾中精气旺盛、髓海充盛时，头发得到滋养，自然就生长得浓密而有光泽，这就是"其华在发"的道理。

人的一生中，头发的盛衰和肾气是否充盛关系非常密切。幼儿和青少年肾气充盈，头发营养充足，生长较快，一般不会有什么问题。青壮年的情况就开始不同，肾气充足的人，头发浓密，乌黑而且有光泽；肾气不足的人头发就会逐渐变差，发质枯黄。中年人肾气已经开始逐渐衰减，头发脱落的多，生长的少，部分肾气外泄的人甚至过早脱发。老年人肾气不足，头发逐渐变白、稀少，不再有光泽。

体内肾气的盛衰在外部的表现，从头发上就能显露出来。如果头发脱落严重，甚至成为秃顶，就属于肾气发散过度，过度耗散，需要补肾益气。如果头皮屑较多，则是阴盛阳虚，肾精敛不住虚火，虚火上炎，导致头皮上的经血偏少，头皮得不到滋润，就产生头皮屑。

生活中，有的人长年多病，身体虚弱，肾气外泄，血气不足，身体营养很差，头发因此缺乏营养，过早脱落。有的人头发本来很好，但生过一场大病以后，头发会突然大量脱落，变得稀少干枯，这就是肾气不足导致的。

事实证明，如果一个人头发枯槁，或者过早变白，大量掉头发，可以从肾而治，补肾益气。有统计表明，在脱发患者中，肾虚导致的占1/3以上，要想治疗肾虚脱发，首先应该治疗肾虚。平时的工作和学习中要劳逸结合，适度运动，保证充足的睡眠，保持一个乐观平和的心态，防止肾气外泄，使皮肤及毛发正常代谢。脱发及头发早白的人，可以适当补充黑芝麻、黑豆等，补肾益气。

开窍于耳，肾精充足则听力不衰

耳朵是人的听觉器官，可以感受到自然界的各种声音。中医认为，耳的听觉功能与肾的精气盛衰有密切关系。其实，身体上的五官九窍都与脏腑有着密切的对应联系。传统中医认为，肾开窍于耳。肾藏精，而肾精可以充养脑髓；肾精充足，则髓海得养，耳朵的听觉才不会出问题。

《黄帝内经·灵枢》认为："肾气通于耳，肾和，则耳能闻五音矣。"因此，如果肾气不足，身体虚衰，髓海因之空虚，听力就会减退，耳朵会出现耳鸣、耳聋等症状。老年人肾精衰减，髓海空虚，就会导致耳鸣、听力下降，甚至耳聋失聪。

生活中人们会有这样的感觉：身体好的时候，耳聪目明；身体出现疾病时，肾气不足，听力会突然下降，尤其是中老年人更感明显。要想耳鸣、耳背得到缓解，就要补充气血，使肾功能正常。

如果听力已经开始下降，可以有针对性地调治，平时可以用枸杞子和山药熬粥喝，用菊花和枸杞子泡茶。还可以多服用一些补肾的食物，如核桃粥、芝麻粥、花生粥、猪肾粥等，这些食物对保护听力颇有裨益。老年人可以每天坚持读报纸，锻炼听力。同时，尽量保持轻松愉快的心情。

听力下降的人，还可以尝试下面的补肾养生运动：选择空气新鲜的地方，进行胸腹式联合深呼吸。深吸气时，先使腹部膨胀，然后使胸部膨胀，达到极限后，屏气几秒，逐渐呼出气体。呼气时，先收缩胸部，再收缩腹部，尽量排出肺内气体。反复进行吸气、呼气，每次3～5分钟，可以促进肾的吸纳功能，从而达到养肾的目的。

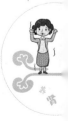

开窍于二阴，肾阴足则排便顺畅

二阴，即前阴（外生殖器）和后阴（肛门）的总称。前阴是排尿和生殖器官，后阴是排泄大便的通道。肾开窍于二阴，表明了肾和生殖以及大小便的关系。

前阴是生殖器官，而肾为先天之本，主生长发育、主生殖，与男女生殖器官的发育及生殖能力关系密切。肾为藏精之腑，对人体的生长发育和繁衍后代起重要的作用。男女生殖器官的发育成熟和生殖能力，均依赖于肾气的充实。肾精气充盛，则生殖能力强。肾出了问题，会导致生殖功能出现障碍。男子可见阳痿、早泄、滑精等与生殖有关的问题，女子可见月经不调、不孕不育等疾病。

此外，二阴是排泄器官。肾主水，协调全身的水液代谢，肾功能正常，水液的排泄就能各走其道。尿液的生成与排泄主要依赖于膀胱，同时需要肾的气化作用。肾主水，司膀胱的开合。肾的气化功能失常，人就会排尿困难；肾封藏不固，就会出现尿频、遗尿、尿失禁等症状。

肾气不足，还会导致大小便不利。具体来讲，命门之火不足，可引起泄泻或小便不禁等病症；肾水不足，可使大便干燥秘结、小便量少。人体粪便的排泄，主要是大肠的功能，也与肾的气化有关。如果肾阴不足，可致肠液枯涸，导致便秘；肾阳虚损，则气化无权，导致阳虚便秘或阳虚泄泻；肾气不固，可见久泄滑脱等。

有些人经常腹泻，但胃肠道检查不出问题，十分苦恼。这实际上是肾虚导致的，只要肾气充盈，腹泻自然就会痊愈。还有一种典型的五更泻病人，每天早上（大约五更天）腹泻，同时伴有全身怕冷症状，也是典型的肾虚，只要积极补肾，腹泻可以得到明显好转。

很多老年人大便秘结，其实并不是胃肠道出现疾病，而是老年人肾气虚弱、推力不足导致便秘，需要从补肾入手治疗。平时可以适当使用肉苁蓉制作药膳，用来补肾通便、治疗老年人大便秘结。

不经意间，你伤了肾

肾气会随着年龄增大而逐渐衰减，所以平时就要注意肾的保养。此外，生活中有些不良生活习惯，也会在不知不觉中伤害到肾。所以，平时要培养良好的生活习惯，注意生活中的每一个细节，彻底消除不利于养肾的危险因素。

冬天剧烈运动，夏天贪凉，肾会遭殃

从中医理论来讲，养生要顺应四时变化，具体来说就是：春生、夏长、秋收、冬藏。冬天是收藏的季节，此时对应人体也要经历阳气由体表收藏到脏腑这样一个过程。肾藏精，剧烈运动会打乱此时人体的气血平衡，对人体是不利的。肾主水，剧烈运动，如果大量出汗，水汗同源，水分大量丢失后会出现肾水不充足，必然会影响肾的健康。

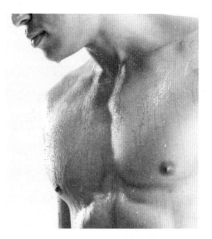

夏天酷暑难当，很多人喜食冰棍、冷饮或者冰冻食物，殊不知，贪凉过度也会伤肾。人体阳气的变化和自然界是同步的。夏天人体感觉到很热，这是因为阳气都到了体表，而体内的阳气自然会减少，甚至会呈现出寒冷的状态，这时如果进食大量过凉的食品，会使人体阳气大量消耗。肾阳是阳气的根本，阳气消耗过度，最终会损伤肾阳。

饮水过少，肾就容易有问题

一个普通的正常成年人，一天肌体内大概需要2500毫升水左右。不过2500毫升水里包括平时所吃食物里含有的水分，还有机体代谢所产生的一些水，所以具体到每天的饮水量，则是1200毫升到1500毫升比较合适。肾主水，

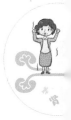

肾脏具有调节水液输布和排泄的功能。如果饮水量过少，水液不足，则会调节不畅，导致疲劳、眼花、头晕，思考能力不断下降等肾虚症状。同时，饮水过少，尿量也会减少，尿液排出体内废物和毒素的功能就会受到影响。长久下去，肾自然会出现问题。

心不静、体不动的人易肾虚

在中医养生里，七情即喜、怒、忧、思、悲、惊、恐七种情志变化，七情与脏腑的功能活动有着密切的关系。在正常范围内，七情的变化对健康的影响不大。但是内外刺激引起的七情太过，则能导致多重问题，中医学认为怒伤肝、喜伤心、思伤脾、悲伤肺、恐伤肾，惊和忧也与五脏气机运动密切相关。七情失调既能直接影响肾的功能导致肾虚，也可影响其他脏腑而累及肾脏，导致情志失调型肾虚。所以长久心不静，肾也会出现问题。因此，生活中应该尽量保持心情舒畅、情绪稳定。

久坐不动，人体腹腔因为承受较大的压力，导致下身的血液循环不畅，人的整个身体气血运行都会受到牵连，肾脏首当其冲，最容易受到伤害。另外，久坐会压迫膀胱经，造成膀胱经气血运行不畅，而肾经与膀胱经互为表里，膀胱功能失常，肾功能也会异常，所谓"久坐伤肾"就是这个道理。

长期穿紧身裤，谨防伤肾

长期穿紧身裤也会伤肾，这是为什么呢？

下身被紧身裤紧紧包裹，会造成一个密闭缺氧的环境。密闭环境是厌氧菌滋生繁殖的良好环境，厌氧菌大量繁殖则会导致自身菌群的失调，出现泌尿系统感染的症状。厌氧菌随着输尿管向上蔓延造成肾盂肾炎。对于男性来说，外阴如果长期束缚在紧身裤下，局部热量积聚，会损耗气血，气血不足则不能生精，严重者会影响精子的质量，造成不孕不育。

咸味过多或不足，都伤肾

中医中有五味对应保养五脏的说法。五脏中的肝、心、脾、肺、肾与五味中的酸、苦、甘、辛、咸相对应。其中咸味和肾的关系是最密切的，有咸味入肾的说法。咸味能软坚散结、泻下通便、平肝潜阳，对于缓解大便秘结、瘰疬痰核、瘿瘤、肝阳头痛、眩晕等有很好的辅助作用。日常生活中，我们常从食盐中获取咸味，食盐中所含的钠是人体必需的元素，而钠的吸收和排泄过程都在泌尿系统中完成。但咸味的摄取也要适当，过多摄入会加重肾脏负担，耗损肾气。咸味不足，则水液不足。肾主水，调节水液代谢，水液不足则无以滋养肾脏，会使肾脏受到损害。

吃芹菜或甜食过多，注意肾问题

芹菜含有大量的纤维素，能够清除烦热，疏肝解郁，利水消肿，凉血止血，具有很好的食补作用。但是芹菜性寒，食用过多会导致寒邪侵袭脾胃，出现饮食减少、口中黏腻、头重如裹、肢体困倦沉重、面色晦黄等寒湿困脾症状，脾胃虚寒累及肾脏，影响肾脏功能。现代医学研究发现，男性吃芹菜过多会抑制睾酮的生成，睾酮合成量减少就会引起精子数量减少。

酒后喝浓茶，害肾不浅

很多人喜欢在酒后喝茶，认为茶可以解酒，这是一个误区。事实上酒后喝浓茶无异于火上浇油，会大大损害肾脏的健康。李时珍说："酒后饮茶，伤肾脏，腰脚重坠，膀胱冷痛，兼患痰饮水肿、消渴挛痛之疾。"茶叶中的茶碱可以较快地影响肾脏而发挥利尿作用，而此时酒精尚未及时地分解就通过肾脏排出，使肾脏受到大量乙醇及其代谢产物乙醛的刺激，长久下去必会导致肾损害。

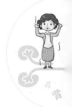

15

肾虚最爱招惹这七种人

现代生活，节奏快，压力大，社交应酬多，这样的生活方式很不利于肾的保养。而有些人，因为职业或个人原因，长期处于伤肾的环境和状态下，久而久之，容易引起疾病。

精神压力大的人

工作、生活压力大，精神长期处于紧张状态，容易使身体免疫力下降，致使人体在面对风、寒、暑、湿、燥、火等外部环境的"六淫"侵害时变得毫无抵抗力，容易患病，伤肾伤身，导致肾虚。

经常吸烟、酗酒的人

我们知道"抽烟伤肺""喝酒伤肝"，却不知道抽烟喝酒也会导致肾虚。

"肺为气之主，肾为气之根"，肺吸气，肾纳气，在呼吸方面，肺与肾是相互促进和协调的。同时，肺与肾之间的阴液也相互滋生，肺阴虚可伤及肾阴，导致肾虚。所以，吸烟不仅仅伤肺，对肾的伤害也是非常大的。

肝肾同源，肝藏血，肾藏精，肾精的充盈有赖于肝血的滋养，肝受到损害，自然会波及肾，所以，频繁饮酒也是不利于养肾的。

经常憋尿的人

很多人有憋尿的习惯，这个习惯非常不好。尿液可排除毒素和体内废物，憋而不排，储存在膀胱里，毒素和废物也无法排出，不只影响膀胱累及肾脏，对全身也是一种损害。长期憋尿则膀胱胀大，肾与膀胱相表里，必会损伤肾脏。同时，尿液潴留太久容易繁殖细菌而引发淋证，细菌会经输尿管逆行到肾。导致尿路感染和肾盂肾炎。特别对于女性朋友更容易引发尿路感染而出现腰酸背痛、尿频尿急等症状。

久病的人

疾病的发生发展是正邪相斗的过程，如果久病不愈，正气就会越来越弱，日久就会累及于肾而出现肾阴、肾阳的亏虚。

人体各脏腑之间，在生理上相生相克，病理上也会相互影响。当某一脏腑发生病变时，在一定条件下，会影响到其他脏腑出现病症。肾为先天之本，为元气之所系，五脏六腑之阴需要肾阴来供给，五脏六腑之阳需要肾阳来滋养。

所以，如果久病不愈，失于调养，就会损伤肾中的精气。正如《景岳全书》中所说："五脏所伤，穷必及肾。"如果是中医治疗哮喘，往往会选择先补肾固精，而不是治肺平喘，依据的就是这个道理。

经常熬夜的人

熬夜会破坏人体的气血平衡，导致脏腑功能失调。此外，熬夜时为了提神，人们常常会喝浓茶、咖啡等刺激性饮料，或者吃一些不健康的食物，时间长了会让人感到精神乏力。这种生活方式长期发展，极易导致肾精耗损过多，过劳伤肾，从而导致肾病的发生。

过度劳累的人

过度劳累是指由于工作时间过长、劳动强度过大、心理压力过重而导致精疲力竭的亚健康状态，包括过度劳力和过度劳神。劳神、劳力都耗精气，长期的疲劳则会引起身体的免疫力低下，无力抵抗风、寒、暑、湿、燥、火六邪或疫毒之邪的侵袭而发病损伤肾脏，导致肾虚。长期过度劳累的人容易出现心悸、健忘、失眠多梦、头晕目眩、急躁易怒、食欲不振等症状。

暴饮暴食的人

暴饮暴食会导致湿热中阻，损伤脾胃，筋脉受伤，气机逆乱以致脾运不健，脾失传输，水湿内停，水液不能及时疏散排泄，进而导致水肿，损伤脾肾，出现头昏脑涨、胸闷气急等脾肾功能失调症状，也易引发胆囊炎和胰腺炎。

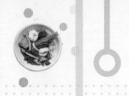

想养肾，先把这几个误区看清楚

中医补肾，主要是通过饮食、药补、健身运动、针灸、按摩等手段改变肾阴虚、肾阳虚状态，重建肾中阴阳的平衡。随着生活水平的提高，补肾成为一项比较流行的保健方法。但在生活中，人们对"补肾"却有着种种误解。

远离养肾误区

误区一：性功能低下就是肾虚，补肾就是要服用壮阳药。这个看法是错误的。

首先，肾虚不仅仅表现为性功能差，还包括全身一系列的变化，比如腰酸腰痛、头晕目眩等。

其次，引起性功能差的原因有很多，不一定完全是肾虚引起。如中医所讲的瘀血、湿热等实邪都可以导致性功能低下，这时需要清湿热、散瘀血，如果一味地补肾，则不能达到治疗的目的。

第三，补肾就是多服用壮阳药，这种说法不正确，也有误导作用。市场上销售的鹿茸、鹿鞭、肉苁蓉、淫羊藿等补药，都是辛热且含大量动植物激素的壮阳药。经常服用，症状也许会有些改善，但是治标不治本，反而会使机体生理功能更加失调，甚至耗竭肝肾之阴精，引起更加不良的后果。

误区二：肾亏就补肾，不分阴虚或阳虚。

肾虚有肾阴虚、肾阳虚的不同，表现也不同。

肾阳虚常表现为面色苍白或黧黑、腰膝酸冷、四肢发凉、精神疲倦等。

肾阴虚则表现为腰膝酸软而痛、眩晕耳鸣、午后颧红、口咽干燥、五心烦热等。

所以，对于肾虚患者，一定要分清是哪种肾虚、对症治疗。如果药不对症，就会适得其反。

误区三：只有男性才会肾虚，女性不需要补肾。

"男怕伤肝，女怕伤肾"，这句千年前的俗语道出了女性补肾的重要性。女性在生长发育、生育、衰老的各个阶段，以及一些特有的生理现象，如经期、孕产、哺乳等都与肾中精气有着密切的关系。女性如果有过人工流产史，肾虚的比例就会增高，甚至高于男性。所以女性不需要补肾这种观点是不全面的。

"补肾"大有学问，在实际操作中切记要分清阴阳寒热，不可一味乱补。如果不能确定该如何进补时，建议在购买补肾保健品或中成药之前，咨询一下中医师或专业人士，从而做到有的放矢。

近来，人们对养肾的关注度越来越高。科学预防肾病，应做到清心寡欲，均衡膳食，并注意劳逸结合。中医认为，肾虚多是积劳成疾，应慢慢调理，切忌急于求成，无节制地服用大补之药。科学食补，合理药补，是养好肾的关键。

肾气不固，生殖系统有异常

中医认为，肾藏精，主要功能在于储藏精气；气有固摄作用，所以肾气宜固藏，不宜泄露。但如果长期疲倦、房事过度，或者久病失养，耗伤精气，就会出现肾气不固的症状。

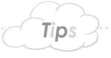

▶▶ 月经不规律的原因是什么

导致月经不规律的原因有很多，如环境改变、受凉、情绪激动、工作生活压力大、妇科炎症、内分泌失调等，必须先做相关妇科检查，确诊具体的病因之后，才能进行有针对性的调理。切忌盲目用药，以免治疗不当反而使疾病恶化。

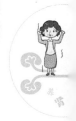

肾气不固在症状上有很明显的特征，主要表现为二便（大便、小便）、精液、白带、月经等发生异常。为什么会这样呢？

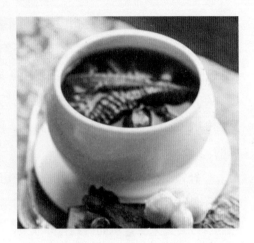

1."肾司二便"，肾与膀胱互为表里。肾气的盛衰决定着膀胱的气化功能，肾气有助于膀胱气化津液。肾气充足，固摄有权，则膀胱开阖有度，可维持水的正常代谢。

如果肾气不足，气化不利，固摄无权，会使膀胱功能失常，让膀胱开阖无度。于是小儿出现遗尿问题，成人出现尿频尿多、尿后余沥不尽等问题。也可能出现大便滑脱、久泻不止、大便失禁等问题，这些都是肾气不固所致。

2."肾主藏精"，肾气如同守护肾精的门卫，如果肾气不固，门卫没有力气关门，身体里的阴液自然就会向外逃逸。

女子会出现白带清稀、量多不止，或者经期过长、量少而淋漓不止的问题。孕妇可出现胎元不固、滑胎的问题。

男人会出现精液自遗（即使不性交也会有精液流出，性交时又一触即发）、滑精、早泄等生殖系统方面的问题。

肾气不固，治疗上应补肾固阳。由于气属阳，所以肾气不固属于阳虚的范畴，宜采用以温阳益气为主，佐以固涩的方法。

肾气不固常选用芡实、山茱萸、五味子、沙苑子、金樱子、莲子、海螵蛸、龙骨、牡蛎等中药治疗，也可选用金锁固精丸、缩泉丸、水陆二仙丸、锁阳固精丸、茯菟丸、五子衍宗丸等中成药（剂）治疗。

这些药物的适应证及使用方法，本书后文会有详细介绍，大家可以参考使用。

肾精不足，身体健康难保证

肾中之精，包括两部分，即先天之精和后天之精。

先天之精禀受于父母，与生俱来，主生育繁衍，又称生殖之精，是构成胚胎发育的原始物质，也是产生新生命的物质基础。

后天之精源于人出生后摄入的饮食营养，经过消化吸收，转化为精微物质，被各脏腑利用、代谢后分成两部分，一部分转化为代谢物被排到体外，一部分转化成更加精微的物质（即后天之精）藏于肾中，对先天之精进行补充，以维持肾中精气的充盛。

肾精源于先天之精，又依赖后天之精的滋养而充盛，先天之精与后天之精相互促进、相互滋生，为肾之功能活动的物质基础。先天之精旺盛，人的生命便充满活力，摄取水谷精微的能力就会强大，后天之精的来源才有保证；后天之精来源充足，可以不断地补充先天之精，使先天之精更加充盛。在先天之精与后天之精的相互作用下，身体会走向良性循环，健康便有了坚实的保障。

具体来说，肾精不足，会出现下面几种问题：

1.影响人的生长发育。《黄帝内经》中说："人之生也，有刚有柔，有弱有强，有短有长，有阴有阳。"说的就是肾精的重要作用。我们常见到一些小儿发育迟缓、囟门迟闭、身材矮小、智力低下、动作迟缓、骨骼痿软，多与肾精不足有关。

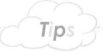

▶▶ 骨髓对人体有什么用

人体内的血液成分处于不断地新陈代谢中，新的细胞不断产生，老的细胞不断被清除。

骨髓的重要功能就是生成各种细胞的干细胞，这些干细胞通过分化再生成各种血细胞，如红细胞、白细胞、血小板、淋巴细胞等。简单地说，骨髓的作用就是造血。因此，骨髓对于维持机体的生命和免疫力非常重要。

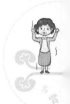

2.让人骨髓失养。肾精可以生髓，髓充养骨骼，使骨骼健壮，牙齿坚固；髓充养于脑，则脑的生理功能得以充分发挥。如果肾精亏虚，不能生髓，则骨骼失养，牙齿脱落松动；髓海不足，则会头昏神疲，智力减退。

3.促使身体抵抗力下降。肾精可以化气，气相当于我们身体里的卫士，可防御疾病。先天、后天之精充盛，则化气充足，防御能力就比较强；肾精亏虚，肾气不足，身体的抵抗能力就会下降，进而容易患病。

治疗肾精不足宜采用补肾填精之法。同时，肾精不足的患者，由于有的偏阳虚、有的偏阴虚，治疗的时候还应该根据阳虚和阴虚的具体情况对症治疗，建议先请专业人士进行诊治。

肾精不足常选用熟地黄、何首乌、紫河车、枸杞子等中药治疗，也可选用河车补丸、七宝美髯丸、参茸丸等中成药（剂）治疗。这些药物的适应证及使用方法，在本书后文会有详细介绍。

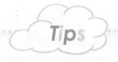

▶▶ **抵抗力不足的人吃什么好**

抵抗力不足的人一般都比较容易生病，需要加强营养和锻炼，以提高身体的抵抗力。平时注意饮食搭配和营养均衡，多喝水。

那具体来说，吃什么能提高身体的抵抗力呢？

1.吃蛋白质含量高的食物。新鲜肉类、鱼类、蛋类、牛奶以及乳制品中蛋白质含量高。建议一天喝一两杯牛奶，这样能让你的身体保持基本的防御能力。

2.吃富含维生素A、维生素C、维生素E的食物。

维生素A只存在于动物肝脏、蛋类、奶油和鱼肝油中。胡萝卜素可在肝中转变为维生素A，红黄色的蔬菜、水果和绿叶菜中含有较多的胡萝卜素。

青椒、黄瓜、西红柿、小白菜等蔬菜，猕猴桃、红枣、梨、橘子、葡萄、草莓、苹果、柠檬、橙子等水果，富含维生素C。

豆类、小麦胚芽、蔬菜、水果、有核的坚果类、植物油含有较多的维生素E。

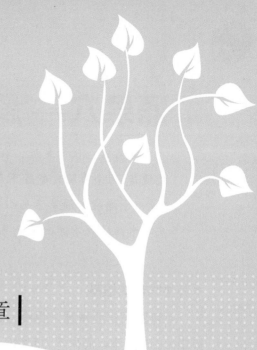

第二章

肾要好，
先和"补肾大穴"交朋友

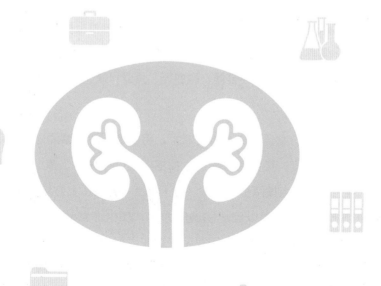

涌泉穴——活跃肾经的"四根之本"

涌泉穴，位于足底，在足掌的前三分之一处，屈趾时凹陷处便是，为全身腧穴的最下部，是肾经的首穴。《黄帝内经》中说："肾出于涌泉，涌泉者足心也。"意思是：肾经之气是人体的源泉之水，从足下涌出灌溉身体四肢各处。

● 养生防病的根基

人有四根，即耳根、鼻根、乳根和脚跟，脚跟为四根之本。涌泉穴为起始于足底的肾经第一穴，不仅对肾病具有防治作用，同时在人体养生、防病治病、保健等方面也有很重要的作用。常按此穴可以使人精力旺盛，强健体质。

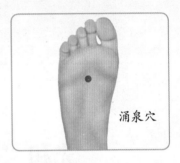

涌泉穴

● 濡养五脏六腑

我们知道，肾最主要的功能是主管生长发育和生殖。而肾经之气来源于涌泉穴，经常按摩这个穴位，能活跃肾经内气，引导肾脏虚火及浊气下降，具有补肾舒肝、濡养五脏六腑的作用。还可以防治老年性哮喘、失眠多梦、腰腿酸软无力、头晕、头痛、神经衰弱、高血压、耳聋耳鸣、大便秘结等多种疾病。

● 穴位妙用

按摩涌泉穴的主要方法：睡前端坐，用手掌来回搓摩涌泉及足底部位，以感觉发烫发热为度。搓完后，再用大拇指指腹点按涌泉，感觉酸痛时，换另一只脚。最后用手指点按两个肩井穴（位于肩上，乳头正上方与肩线交接处）。

用热水泡脚，水温以自己能适应为度，加少许食盐，每晚临睡觉前浸泡15～30分钟。然后盘腿而坐，用双手按摩或屈指点压双侧涌泉穴，力量以该穴位有酸胀感觉为宜，每次50～100下。长年坚持，可增强肾脏功能，还能防治脱发、须发早白。

命门穴——补肾壮阳的"长寿大穴"

命门穴，位于督脉。命，人之根本；门，出入的门户。指的是脊骨中的阴性水液由此向外输送到督脉。本穴外输出去的阴性水液有维系督脉气血运行的作用，为人体的生命之本，故名。

● 督脉要穴

命门穴是人体督脉上的要穴。位于后背两肾之间，第二腰椎棘突下凹陷处，与肚脐相平对的区域。指压时，会有强烈的压痛感。

命门穴，是先天之气蕴藏所在，是人体生化的来源。对人体的生殖功能有重要影响，对五脏六腑的生理活动起着温煦和激发的作用，对食物的吸收与运化以及水液代谢具有促进作用。

● 延衰老，助长寿

命门穴不是肾经上的穴位，但它是人体补肾壮阳的长寿大穴。经常按摩此穴可温肾壮阳，延缓人体衰老，还可以疏通督脉上的气滞点，加强与任脉的联系，促进真气在任督二脉上运行，并对阳痿、遗精、腰酸腰痛、四肢困乏、腿部水肿、耳鸣耳聋等症有很好的预防和治疗作用。

● 穴位妙用

命门穴的锻炼方法主要有两种。

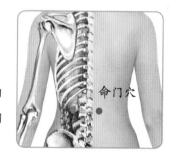

命门穴

01 | 意守法

用手掌擦命门穴及两肾，以感觉发热发烫为度，然后将两掌搓热捂住两肾，意念守住命门穴约10分钟即可。

02 | 采阳消阴法

背部对着太阳，心里要意念着太阳的光热以及能量源源不断地进入命门穴，时间约15分钟。

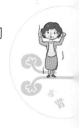

合谷穴——易找好用的紧急救治要穴

合谷，俗称"虎口"，属手阳明大肠经，就在双手手背的虎口处。取合谷穴最简单的方法是把单手的拇指和食指合拢，合谷穴就在肌肉的最高处。

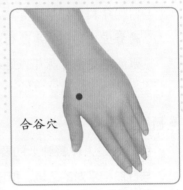

合谷穴

● 紧急救治勒缢者

勒缢能迅速阻断受害者呼吸道和头部的供血，使大脑产生缺血、缺氧症状，如不立即解除伤害并施以救治，可致使受害者立即死亡。当勒缢者尚有呼吸及心跳，却神志不清或昏迷时，施救者应迅速打开门窗，尽可能保持室内空气流通并立即解开受害者的衣扣，以使其呼吸更顺畅，若受害者获救后出现哭叫不停或躁动不安的情况，可用合谷穴配百会、涌泉、内关、十宣等穴进行刺激。每次任意掐揉2～3个穴位便可使其安静下来。

● 紧急救治中风患者

中风患者发病时，应将其平放在床上或地板上，头转向一侧，保持安静且使周围空气流通。具体方法是：选取患者的百会、水沟、合谷、少商、神门、十宣等穴位，施以推拿，待其苏醒后停止即可。

● 治疗神经性头痛效果好

合谷穴配合内庭穴，可有效治疗神经性头痛、失眠性头痛、颈后疼痛等疾病。

内庭穴位于双足第二、第三脚趾之间。按摩时宜用双手拇指直接点压，双足内庭穴同时按压，可立即起到止痛效果。坚持每日2～3次，每次10分钟。

合谷穴，左右手可交替互相按摩。按摩时，可用拇指以四种手法交替进行按摩。

01 | **按法**

将拇指指端按在合谷穴上，用力深压，按照顺时针方向捻动。

02 | **揉法**

将拇指指腹放在合谷穴上，按照顺时针方向轻柔和缓地揉动。

03 | **一指禅推法**

把拇指指端放在合谷穴处，以腕关节摆动，带动拇指做左右摆动。

04 | **点法**

把拇指指端按在合谷穴上，伸直拇指压而点之。

合谷穴与内庭穴结合着按摩，一般3～5日即可治愈疼痛。

● 日常保健有奇效

合谷穴具有"镇静止痛、通经活络、清热解表"的功能。刺激合谷穴在治疗感冒、头痛、扁桃体炎、咽炎、鼻炎、牙齿疼痛、耳聋、耳鸣、三叉神经痛、癫痫、精神病、小儿惊厥、中风偏瘫、落枕、面部抽搐及麻痹、痛经、打嗝、闭经、催产等方面均有效。合谷穴位易找、易操作，所以平时就可进行自我点揉以促进身体健康。轻微感冒，可以右手拇指按压左手合谷穴，再以左手拇指按压右手合谷穴各100次即可，按压时，以产生酸麻感为宜。按压完后，最好再喝一杯温开水，可加速病毒随汗液排出。患有过敏性鼻炎的朋友，通过坚持按压合谷穴可收到意想不到的治疗效果。若想缓解牙痛和头痛，只要稍用力揉合谷穴即可。女性经常点按合谷穴还有祛斑美白之效。

● 穴位妙用

手阳明为多气多血之经，该穴是治疗妇科疾患的常用穴，主治月经不调、痛经、经闭、滞产、胎衣不下、恶露不止、乳少等。

一手拇指、食指张开，以另一手的拇指垂直掐按合谷穴，局部有酸麻胀痛的感觉，甚至向食指外侧端或者向手臂外侧前缘放射。每次掐按2～3分钟，早晚各一次，左右手交替。

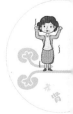

太溪穴——补肾回阳、修复先天之本

太溪穴位于足内侧，在内踝后方与脚跟骨筋腱之间的凹陷处，用手指按揉有微微的胀痛感。太，大也；溪，溪流。太溪的意思就是大的溪流。肾经之水在这个穴位形成溪流。所以这个穴位是养肾的重要穴位，既是肾经的腧穴，也是肾经的原穴。

● 至关重要的回阳大穴

太溪穴是肾经经水的传输之处，故为肾经腧穴，这里是肾经的经气汇聚之地，是"回阳九穴"之一，适当刺激本穴可以提高肾功能。

原穴，即本源之穴。太溪穴是肾脏的原气经过和留止的部位，维持着肾经的原动力。在这里肾经的经气最旺，作用也至关重要。

● 益阴补阳有大功

经常按摩太溪穴，可以产生滋肾阴、补肾气、壮肾阳、理胞宫的功效，对生殖系统、肾阴不足、四肢功能不利的疾病都有很好的疗效。

太溪既可益阴，又能补阳。肾开窍于耳，肾的精气上通耳窍，耳的听觉与肾精气盛衰有密切的关联。肾精气充沛，则听觉敏锐。所以，中老年人常按此穴可以防治耳鸣、听力减退等病症。

太溪穴的主治病症有：肾脏病、牙痛、喉咙肿痛、气喘、支气管炎、手脚冰凉、女性生理不顺、关节炎、手脚无力、风湿痛等。

● 穴位妙用

用拇指指腹由上往下刮太溪穴，每日早晚各一次，左右足各刮2分钟即可。要说明的是，按摩讲究"左病治右，右病治左"。如果左太溪穴感觉很痛，说明右肾有疾，右边类同。

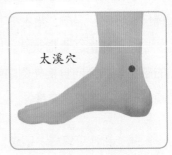

太溪穴

照海穴——滋肾清热、强肾降火

照海穴位于人体的足内侧、内踝尖下方凹陷处。这个穴位是足少阴肾经上的重要穴位，也是八脉要穴之一，它通阴跷脉，具有滋肾清热、通调三焦的功能。

● 养肾防漏的要穴

照海穴这个名字最早见于《针灸甲乙经》，穴义是：照，即照耀；海，即大水，意为肾经经水在此大量蒸发。可见照海穴与肾脏关系密切。

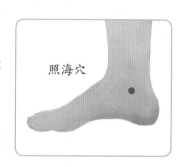

照海穴

这个穴位还有一个常见的别名，叫漏阴穴，出自孙思邈的《千金要方》。阴，即阴水，"漏阴"意为肾经经水在此漏失。

● 可保三焦通畅，不上火

肾水减少了，会导致肾阴亏虚，进而虚火上升。生活中，可以利用这一点做自我保健。如果觉得上火，嗓子不舒服，或者胸口发闷，躺在床上睡不着觉，可以按揉这个穴位缓解症状。轻轻按揉片刻，就可以起到滋肾清热的效果，身体三焦通畅无阻，身体不上火，症状自然消解于无形。

● 保护嗓子赛过咽喉片

照海穴是强肾降火的神奇妙穴，点揉此穴位，既可以调理阴跷脉，又可以调理肾经，一举两得。经常按压该穴位，还可缓解胸闷、嗓子干痛、声音嘶哑、慢性咽炎等症状，对肩周炎、失眠也有辅助治疗作用。

● 穴位妙用

现代医学中，经常利用照海穴配合肾俞、关元、三阴交等穴位，治疗尿道炎、肾炎、神经衰弱、癫痫、月经不调、功能性子宫出血等病症。

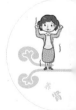

复溜穴——专治水液代谢失常

复溜穴在足内踝尖与跟腱后缘之间中点向上约三横指处，肾经经穴。复溜即肾经循行至太溪绕踝回转之后，又直流向上而得名，其实通俗地说，就是气血重新流动起来的意思。

● 温阳利水的肾经母穴

复溜穴专治水液代谢失常，有补肾益阴、温阳利水之功效。复溜是肾经之母穴，取本穴治疗多行补法，主治泌尿生殖系统疾病，如肾炎、睾丸炎、泌尿系统感染；神经系统疾病，如小儿麻痹后遗症、脊髓炎；以及功能性子宫出血、腹膜炎、腰肌劳损等疾病。

肾虚最常见的症状是出汗过多，又分为自汗和盗汗两种。自汗是人在清醒时，没有活动却自然出汗；盗汗是入睡后大量出汗，醒后不再出汗。按揉复溜穴可以有效缓解这些症状。复溜穴

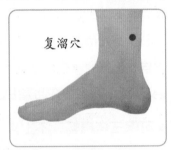

复溜穴

可以补肾滋阴、利水消肿，大多数水肿腹胀的问题都可以用这个穴位来治疗，必要时可以配合按揉膀胱经，让气血重新流动起来，身体可自然消肿。

肾虚导致的大小便问题也可以用复溜穴调理。最常见的是腹泻、腹痛，大小便无力，尿失禁。按摩复溜穴后，身体通畅，腹泻可自然缓解。同时，肾开窍于二阴，肾阴足则排便顺畅，通过调理复溜穴，可以补足肾气，通畅气血，解决大小便的问题。

● 穴位妙用

每天拇指腹揉按两侧复溜穴各3～5次，每次2～3分钟，以产生酸胀感或局部温热感为宜，长期坚持，可调节肾经，调整水液代谢，通畅气血，促进体液循环，消除体内瘀血和炎症，而且不良反应很小。尤其是对于经常怕热口干、夜间烦躁难眠的患者，效果十分明显。

阴谷穴——治疗肾虚多汗症

阴谷穴位于腘窝内侧，屈膝时，当半腱肌肌腱与半膜肌肌腱之间，正坐屈膝，当腘窝内侧，和委中相平，是足少阴肾经上重要的穴位之一。

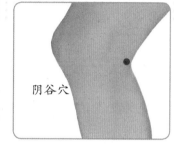

阴谷穴

● 利尿通经的肾经合穴

阴谷穴是肾经的合穴，属水。阴，为阴性水湿；谷，为两山之间空隙，肉之大会也，肾经水湿之气在此处汇合并形成大范围的水湿云气，因此按揉此穴能够起到利尿、通膀胱、益肾调经、理气止痛的功效，可以治疗多汗症、不孕不育，男子的阳痿早泄、阴囊湿疹，女士的阴道瘙痒。

排汗是人体正常的生理反应，但是当局部或全身皮肤出汗量异常增多称为多汗症。汗液的排泄受肾经和膀胱经支配，当肾气虚弱无以纳气时就会出现多汗，汗液大量排出，经常按揉阴谷穴能够补肾纳气，长期下来必能完全治愈多汗症。

肾主骨，颈椎是骨骼的一部分，经常按揉阴谷穴能够起到辅助治疗颈椎病的作用。可按下面方法操作：双手中指点压阴谷穴治疗颈椎病，在点压穴位的同时，让患者做摇头晃脑的动作，做10～15次，即可缓解颈椎病。

肚脐周围腹痛时，按揉阴谷穴可以缓解腹痛，配胃经上的下巨虚穴，祛腹痛的效果更好。此外阴谷穴还能治疗生殖系统疾病。总之，经常按揉此穴位，对身体保健大有好处。

● 穴位妙用

配照海穴、中极穴治癃闭；配大赫穴、曲骨穴、命门穴治寒疝、阳痿、早泄、月经不调、崩漏。配肾俞、关元，有补肾壮阳的作用，主治阳痿、小便难。配曲池、血海、曲骨，有祛风除湿、理下焦的作用，主治阴痛、阴痒。

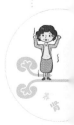

然谷穴——升清降浊、平衡水火

　　然谷穴，又名龙泉穴、龙渊穴，是肾经的荥穴。然谷穴在脚内侧，足弓弓背中部靠前的位置，可以摸到一个骨节缝隙，就是然谷穴。"然"，是燃烧的意思；"谷"表示位置在足内踝前起大骨间。顾名思义，这个穴名意思是指火在人体的溪谷中燃烧。由此可见，这个位置精气埋藏得很深。

　　荥穴属火，而肾经属水，然谷穴的作用就是升清降浊、平衡水火，专治阴虚火旺。

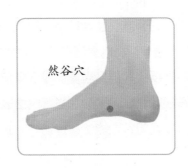

然谷穴

● 治口干烦躁

　　一个人如果心火大，感觉口干舌燥，总是想喝水，心里还老起急，甚至还会心烦意乱睡不着觉。这时，借助然谷穴就可以很好地解决这个问题了。然谷穴有很好的祛火效果。在睡觉之前揉揉然谷穴，只需要几分钟，这些不适症状就会有所缓解。尤其对老年人更适合，因为老年人需要有点火气来维持生命，如果用中药祛火可能会适得其反，加重病情，用然谷穴来祛虚火就行了。

● 治咽喉肿痛

　　咽喉肿痛是上火的一个典型症状，这当然也在然谷穴的"管辖"范围之内。因为肾经是通着喉咙的，也许有人会问，怎么说它通着喉咙呢？经络图上肾经明明到俞府穴就没有了。这是因为肾经从肾通过肝和膈，进入肺中，沿喉咙挟于舌根部，即肾经"上咽喉辖舌本"，所以咽喉、舌头的毛病都在然谷穴的管辖范围内。当咽喉肿痛时，抽点时间按按然谷穴，很快就会产生不错的疗效。

●治糖尿病

糖尿病，古人称之为消渴病，现代人称之为富贵病。然谷穴的功能是"升清降浊、平衡水火"，对治疗消渴病有不错的疗效。每天坚持按揉此穴10分钟，对糖尿病的康复会有很好的推动作用。

●治遗尿、尿频、小便短赤

然谷穴对男科疾病如遗尿尿频、小便短赤（即尿少、尿灼热、颜色发黄）等治疗效果也特别好。

然谷穴是升清降浊、平衡水火的首选穴位，对肾水充盈很有帮助，专治阴虚火旺。而且然谷还含有"燃烧谷物"的意思，可以增强脾胃功能，促进消化。因此，推拿然谷，可以让人很快产生饥饿感，同时还能治疗过度饮食后的不适。

●治生殖系统疾病

然谷穴除了可以缓解咽喉肿痛、治糖尿病、调理泌尿系统疾病之外，还有调治月经不调、遗精、阳痿、阴挺、阴痒等生殖系统病症的功效，如然谷穴配肾俞穴、气海穴、志室穴，可缓解治疗遗精；然谷穴配肾俞穴、关元穴、太溪穴、三阴交穴，可治疗月经不调；然谷穴配中极穴、血海穴、三阴交穴，可治疗阴痒；等等。

●穴位妙用

用拇指用力往下按，按下去后马上放松。穴位周围乃至整个腿部的肾经上都会有强烈的酸胀感，但随着手指的放松，酸胀感会马上消退。等酸胀感消退后，再按上面的方法按，如此重复10～20次。

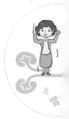

筑宾穴——肾经的清除热毒大穴

筑宾穴位于人体的小腿内侧，太溪穴与阴谷穴的连线上，在太溪穴上5寸的位置。足三阴经气血混合重组后的凉湿水气由此交于肾经。因此，经常按揉此穴，可以散热降温，补肾排毒。

● 通经解毒第一穴

筑宾穴是清除热毒要穴，原理是疏通经气，调理下焦，利湿清热，使热祛毒消。在炎热的夏天，人们很容易烦躁不安、失眠易怒，此时按压或者艾灸筑宾穴，可以泻火除烦。如果在心烦意乱的同时，出现咽喉肿痛、呕吐腹痛、尿频尿急、痛风发作等急症，可用力揉按此穴。临床上还可以用来治疗癫痫、躁狂、抑郁等精神系统疾病。

毒素会干预正常生理活动，并破坏机体功能。排毒一直被认为是养容养颜、健体强身的有效方法。有人推崇洗肠、断食等排毒形式，这些方法都有一定的副作用。洗肠会反复刺激肠道，断食排毒法更要因人而异，身体虚弱者或人体疲劳时，盲目禁食会导致眩晕乏力，血糖降低，产生更大的疾病隐患。而按揉筑宾穴简单易行，没有这些副作用，大家都可以尝试。

体内尿酸过高也是毒素排不出的一种表现，可按揉筑宾穴解毒排毒。尿酸高是人体内一种叫作嘌呤的物质因代谢发生紊乱，致使血液中尿酸增多而引起的一种代谢性疾病。大部分尿酸从肾脏排泄，尿酸排出不畅导致尿酸过高，会产生痛风、结石等症，疾病初期按揉筑宾穴即可疏通肾经，有利于尿酸排泄。

● 穴位妙用

化脓性扁桃体炎也可以指压筑宾穴治疗。扁桃体肿大发炎时，用大拇指按压筑宾穴5～10分钟即可，力度可适当加大，扁桃体疼痛可以马上缓解，有发热的情况也可以很快恢复正常。

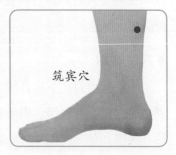

筑宾穴

水泉穴——治疗肾气亏虚

水泉穴位于足内侧，内踝后下方，太溪穴直下1寸，跟骨结节的内侧凹陷处。"水泉"即为流水之处，为水液代谢的主要穴位，所以，经常按揉此穴，可利水消肿、清热益肾、通经活络，对小便不利、水肿、月经不调、痛经、阴挺、眼目昏花、腹痛等症有很好的缓解作用。

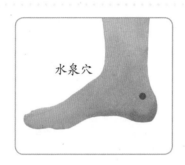

水泉穴

● 调节水液代谢的主穴

水泉穴是肾经郄穴，郄穴的主要作用是治疗急性疾病，如急性泌尿系统感染、急性膀胱炎、急性肾炎等。每天坚持按揉此穴，可以缓解老年男性朋友因前列腺增生带来的尿频、夜尿多、排尿困难等症状；可帮助女性朋友通经活络、通畅气血，缓解因气血瘀滞带来的痛经问题。按揉时，可拇指腹侧先做向心方向推按，再做顺时针方向揉按，手法以局部有酸胀、麻痛感为宜，每侧每次按摩5~10分钟，可明显缓解病痛困扰。

此外，水泉穴可以治疗急性的足跟痛，比如爬山或长跑之后出现足跟脚跟酸痛，按揉水泉穴，症状很快就能缓解。

● 穴位妙用

有前列腺问题的老年男性，每天坚持按揉水泉穴可以明显缓解症状。配中极、水道治肾气亏虚；配气海、血海、肾俞、三阴交治肾绞痛、肾结石；配肾俞、中极、血海治血尿。

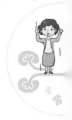

大钟穴——治疗多种慢性疾病

大钟穴位于足内侧，内踝后下方，跟腱附着部的内侧前方凹陷处。正坐或仰卧位，平太溪下0.5寸，当跟腱附着部的内侧凹陷处取穴。从名字上来看，大为巨大，钟为一种乐器，声音浑厚洪亮，意指肾经的经水经过此穴犹如瀑布自高而下，声如洪钟故而得名。

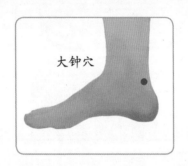

大钟穴

● **清脑安神之穴**

太溪穴具有滋肾阴、补肾阳、理胞宫的功效，经水至大钟穴后落下时散发出大量的水湿气体，水湿气体吸热后飘散于穴外，然后循肾上行，走膀胱经，联络其他经脉气血，能够起到益肾平喘、调理二便的功效。

经常按摩大钟穴，还可以产生强腰壮骨、清脑安神、补肾壮阳的功效，对腰膝酸软、失眠健忘、神经系统疾病都有很好的疗效。此外，大钟穴还具有排毒和御寒的功效，按揉此穴可以起到排除体内的毒气、温暖身体的作用。

大钟穴如配合天柱穴一起按摩，则效果会更加显著。因为大钟穴为肾经的络穴，与膀胱相通，可以沟通肾经与膀胱经。所以大钟穴有同时调节肾经和膀胱经的功效。而膀胱经也只有在肾气的推动下，才能发挥正常的功用。

膀胱经走后脑，当膀胱经气血充足时，我们就会感到头脑特别清醒。大家通常在下午三四点钟会感到精神头特别足，就是因为此时膀胱经的气血最旺。

所以，将膀胱经调理好了，人也会特别有精神。

天柱穴位于后头骨正下方凹处。在脖子处有一块突起的肌肉（斜方肌），此肌肉外侧凹处，约后发际正中旁开约2厘米即是此穴。按摩时，用指腹按住此穴6秒钟，然后慢慢松开，如此反复按压。每天按揉此穴30～50次。

天柱穴是膀胱经上的穴位。大钟穴和天柱穴都可以调节膀胱经上的气血，所以古人把这两个穴位相配伍，以起到大脑保健的功效。

● 主治肾亏慢性病

大钟穴为肾经络穴，久病入络，络穴最主要的作用是治疗慢性病，经常按揉此穴可以治疗因肾气不足而出现的慢性病。具体来说，大钟穴是治疗以下疾病的要穴。

1.失声。按压大钟穴，可以缓解由于肾气不足或者肾阴不足引起的失声，钟不敲则不鸣，不鸣则无声，敲钟则声起，大钟穴是专门治疗失声的穴位。

2.恐惧。恐惧的本源是由于底气不足，是肾虚的表现，也是一种慢性病。当意识到自己有恐惧情绪时，可以按揉大钟穴以缓解。

3.无精打采。有的人总想睡觉，整天没精神，或心有余而力不足，都属肾虚的表现，要从补肾开始调整精神。平常多揉大钟穴是一种最好的补肾方法。

4.足跟痛。肾主骨，与骨有关的疾病大多都和肾经相关，足跟痛也是肾虚的表现。大钟穴是治疗足跟痛的一个要穴。经常按揉此穴，有益于治疗足跟痛。

● 穴位妙用

每天坚持按揉大钟穴3～5次，每次5分钟左右，会让气血从脚上升到肾，必能达到补充肾气的作用。配太溪穴、神门穴可辅助治疗心肾不交之心悸、失眠；配行间穴可缓解虚火上炎之易惊善怒；配鱼际穴可防治虚火上炎之咽痛。水针注射大钟穴可以治疗老年性足跟痛，以意行气的补法针刺大钟穴能够治疗虚证腰脊痛。

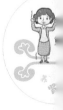

足三里穴——抗衰老特效穴位

足三里穴是除"涌泉穴"外，人体上的又一"长寿"穴位，为足阳明胃经的主要穴位，是胃经气血流经此处形成的较大气血场，具有调理脾胃、补中益气、通经活络、疏风化湿、扶正祛邪之功用。

正坐屈膝，于外膝眼（犊鼻）直下3寸，距离胫骨前嵴一横指处取穴；或正坐屈膝，用手从膝盖正中往下摸取胫骨粗隆，在胫骨粗隆外下缘直下1寸处即是此穴。

● 与参、茸相媲美的滋补要穴

人体最多气多血的经络，就是胃经，而足三里穴是胃经上的要穴，刺激足三里，可激发全身气血的运行，调节胃液分泌，增强消化系统功能，提高人体免疫力及延缓衰老。因此，民间流传着"常灸足三里，胜吃老母鸡"的说法。正因足三里穴表现出卓越的滋补功效，因此被广泛地应用于日常及病后的保健。

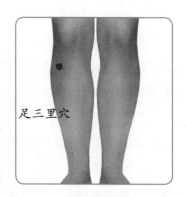

足三里穴

● 全面调节人体各大系统

足三里穴具有扶正培元、调理阴阳、健脾和胃、通经活络之功。通过掐按等较强的刺激作用于足三里穴上，可增强胃肠蠕动，增进食欲，促进消化；还可恢复脑细胞，提高大脑皮质细胞工作能力，调节神经系统；并可调节心律，增加机体红细胞、白细胞、血红蛋白和血糖含量，改善血液系统。

具体而言，足三里穴有以下强身、祛病的功效：

1.防衰老，促长寿。足三里穴能增强体力，解除疲劳，强壮神经，预防衰老，对高血压、低血压、动脉硬化、冠心病、心绞痛、肺心病、脑出血及其他中老年病症都有防治作用。自古就把足三里穴叫作长寿穴。

2.防胃病，促消化。足三里穴是胃经的穴位，主消化系统，有"肚腹收于足三里"之说。对于腹部疾病，如胃肠虚弱、功能低下、食欲不振、羸瘦、腹痛、肠鸣、腹泻、便秘、消化不良、肝脏疾患、胃痉挛、急慢性胃炎、口腔及消化道溃疡、急慢性肠炎、胰腺炎、腹水膨胀、肠梗阻、痢疾、胃下垂等症，用足三里穴相当有效。但胃酸过多，空腹胃灼热感者，不宜用足三里穴。

3.强四肢，健步伐。足三里穴能加强四肢体力，防治四肢肿满、倦怠、膝痛、软弱无力诸症。对胫腓骨神经痛、坐骨神经痛、小儿麻痹、脚气等病均有防治作用。

4.补肾气，旺精力。足三里穴对耳鸣、眩晕、腰痛、尿频、遗尿、小便不通、遗精、阳痿、早泄、哮喘等症均有一定功效。

5.健神经，长精神。足三里穴可缓解头痛、失眠、贫血、神经衰弱、乳痛、气胀、半身不遂等症状。

6.防治其他慢性病。如防治眼疾、视力减退、鼻病、耳病、过敏性疾病等，都可取用足三里穴。

● 穴位妙用

本穴为机体强壮要穴，具有益气养血、健脾补虚、扶正培元之功，主治头晕、心悸、气短、耳鸣、产后血晕、中风脱证等。用足三里穴防病健身的方法很多，下面推荐3种最简单易行的方法。

坐位微屈膝，腰微前倾，用拇指指腹点揉一侧足三里。点揉时的力度要均匀、柔和、渗透，不能与皮肤表面形成摩擦，两侧足三里穴同时或交替进行点揉。每天早晚各一次，每次2～3分钟。以拇指或者中指在足三里穴上每分钟按压15～20次，每天按压5～10分钟，以有酸胀、发热感为宜。每周掐按双侧足三里穴共15～20分钟。以上方法任选其一，只需坚持2～3个月，就可明显改善身体各项功能。

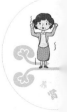

肾俞穴——滋阴壮阳、治疗腰背痛

肾俞穴，顾名思义，就是肾气传送、传输之地。它位于足太阳膀胱经上，可壮阳气，滋阴精，有利水、消肿、开窍之功用。

肾俞穴位于人体腰部，在第2腰椎棘突下，旁开1.5寸处。

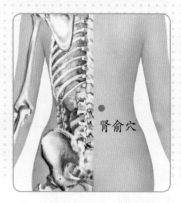

肾俞穴

●护肾之补药

肾喜阳怕寒，在人体中主水液，是先天之本。在人体各脏器中，只有肾是需要一直补的。由此可见，稳固肾气在养生中是非常重要的。在人体360多个穴位中，只有肾俞穴可直接滋补肾阳。按摩肾俞穴，可在短时间内生发阳气，鼓动肾气，改善肾虚。具体方法如下：找准穴位，双手握空拳贴于该穴上，拳不动而身体上下抖动并使双脚随身体微微踮起。在此抖动过程中，双拳可反复摩擦穴位。

●祛腰痛，为中老年养生良穴

"人老腿先衰"，肾脏与腰腿痛有直接关联。腰腿痛是肾气开始慢慢衰虚的表现。按摩肾俞穴可温补肾阳，是最有效的补肾方法，中老年人经常按揉此穴，自然可以补足肾气，也就不必担心腰腿疼痛了，此法胜于吃药。因此，肾俞穴是中老年人必知的养生良穴。具体按摩方法：取坐位或立位，双手中指按于两侧肾俞穴，用力按揉30～50次。

●穴位妙用

施术者两手置于受术者背腰部，双手拇指指腹分别按揉两侧的肾俞穴。按揉的力度要均匀、渗透，以局部有酸痛感为佳。早晚各一次，每次按揉2～3分钟，两侧肾俞穴同时按揉。

膀胱俞穴——温肾壮阳、调理小便

膀胱，指膀胱腑。本穴内应膀胱，为膀胱经气传输之处，是治疗膀胱疾病之重要腧穴，故名。膀胱俞出自《针灸甲乙经》的"膀胱俞，在第十九椎下两旁各一寸五分"。

俯卧位，于第2骶椎下，后正中线旁开1.5寸处取穴。

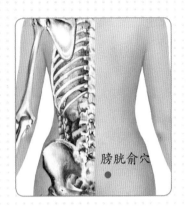

膀胱俞穴

● 解决难言之隐

小便出现异常是生活中常见的问题，如小便发黄、尿血、尿痛、尿灼热、小便自遗或者小便排出困难等。有些人由于羞怯不敢求医，使这些问题成了他们的"难言之隐"。点揉臀部上方两侧的膀胱俞，可以缓解和治疗这些"难言之隐"。膀胱是主司储存和排出小便的器官，经常按揉其在背后骶部的膀胱俞，可以保健膀胱。对于膀胱气化功能失调引起的小便不利、遗尿等各种症状都可以取该穴进行治疗。另外，该穴还能治疗局部的腰骶部疼痛以及腹泻、便秘。

● 调节身体异常

本穴归于足太阳膀胱经，为膀胱的背腧穴，是膀胱经气传输之处，具有通利下焦、清利湿热、利尿通淋之功，主治小便赤涩、腹痛泄泻、淋浊等。本穴位居腰部，具有温肾壮阳、强健腰膝之功，主治腰脊强痛等。

● 穴位妙用

他人代为按揉。施术者两手置于受术者腰骶部，双手拇指指腹分别按揉两侧的膀胱俞穴。按揉的力度要均匀、柔和、渗透，以局部有酸痛感为佳。早晚各一次，每次按揉2~3分钟，两侧膀胱俞穴同时按揉。

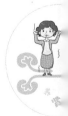

志室穴——保养肾脏、抵制衰老

志室穴在肾俞两旁，该穴为肾气留住之处，又主治肾疾，故名志室。

俯卧位取穴。在腰部，当第2腰椎棘突下，旁开3寸处取穴。

● 延缓衰老之养生大穴

《黄帝内经》的"五八，肾气衰，发堕齿槁"，意思是：男子到了40岁以后，肾功能就会逐渐衰退，而出现头发脱落、牙齿枯槁的现象。人衰老的过程是随着肾气的充盛与衰退而发生的，男子到了40岁以后，就会出现肾气的衰退，此时一定要注意保养肾脏。

肾在背部的反应点与保健穴，除了肾俞穴之外，还有志室穴。

经常按揉志室穴，可以预防因肾虚引起的腰痛、遗精、阳痿等病症。该穴出自《针灸甲乙经》的"志室，在第十四椎下两旁各三寸陷者中"。

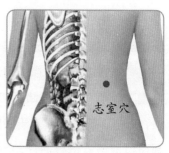

志室穴

● 刺激志室，温肾壮阳

本穴位居腰部，靠近肾俞，归足太阳膀胱经，膀胱经与肾经相表里，故有温肾壮阳、祛湿利水、补肝肾、强腰脊、壮筋骨之功，主治遗精、阳痿、阴痛水肿、小便不利等。

● 穴位妙用

现代医学常用于治疗泌尿生殖系统疾病，如肾炎、肾绞痛、膀胱炎、尿道炎、前列腺炎；运动系统疾病，如下肢瘫痪、腰肌劳损、第3腰椎横突综合征。

受术者俯卧位，施术者两手置于受术者腰背部，双手拇指指腹分别按揉两侧的志室穴。按揉的力度要均匀、柔和、渗透，以局部有酸痛感为佳。

腰阳关穴——保健腰腿立奇功

本穴位于第4腰椎棘突下陷中，穴属督脉，督为阳脉之海，关乎一身阳气，因喻穴为阳气之关要处，故名腰阳关。该穴又被历代医家称为阳关、背阳关、脊阳关。俯卧位，先按取骨盆两侧最高点，两最高点连线与背部正中线交点处相当于第4腰椎棘突，棘突下方陷处即是本穴。

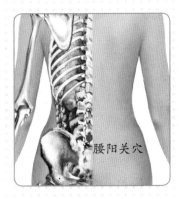

腰阳关穴

● 治疗生殖系统疾病

对该穴施以适当的按摩治疗手法，不仅能够治疗腰骶疼痛、下肢痿痹，而且对月经不调、赤白带下等妇科病，或者遗精、阳痿等男科病都有不错的疗效。同时，腰阳关穴也能对以上疾病起到预防作用，是常用的保健穴。腰阳关穴在命门下方，为元阴元阳之会所，具有补肾气、益精血、阴阳双补之功，主治遗精、阳痿、月经不调等。

● 缓解腰痛有功效

发现腰部疼痛的时候，可以躺下来，趴着，用热毛巾或者热水袋在腰阳关的位置热敷，保持这个部位的热度，每次敷20~30分钟即可。如果身边没有合适的物品，也可以采用按摩的方式，用大拇指在腰阳关的位置打转按摩，每次按揉100下，可以很好地改善疼痛的症状。

● 穴位妙用

受术者俯卧位，施术者两手置于受术者后腰部，用拇指指腹按揉腰阳关穴。按揉的力度要均匀、柔和、渗透，以局部有酸胀感为佳。早晚各一次，每次按揉3~5分钟，两手交替操作。

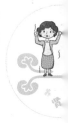

中极穴——补肾培元，温经散寒

中，指中点；极，指尽头处。穴当身之上下之中点，又当躯干尽头处，故名中极。该穴在前正中线上，脐下4寸，采用仰卧的姿势，将脐与耻骨之间的连线五等分，由下向上1/5处取穴。

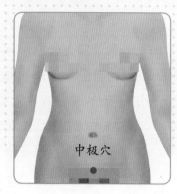

中极穴

● 排尿异常不用慌

膀胱是人体储存和排出尿液的器官，如果排尿出现异常，多责之于膀胱。位于肚脐下4寸处的中极穴是膀胱的募穴，是治疗膀胱疾病的首选穴位。对于遗尿、小儿经常性的尿床、小便排出不畅或难以排出、小便时伴有疼痛等症状，都可选用中极穴进行治疗。

● 男女健康的保证

中极穴不但善于治疗泌尿系统疾病，而且对于男科疾病和妇科疾病都有比较好的疗效，是日常生活中的重要保健穴位。本穴是膀胱经气结聚之处，故对水液代谢有调节作用，具有补肾利尿消肿、清热利湿止痒之功，主治小便不利、水肿、阴痒、带下等。

脾主运化，肝主疏泄，通三焦，利水道；肾主水，司膀胱开阖。中极穴为任脉与足三阴经（脾经、肾经、肝经）的交会穴，有补肝肾、调冲脉、理气血、温经散寒之功，主治痛经、不孕、恶露不止、胞衣不下等。

● 穴位妙用

仰卧位，以中指指腹点揉中极穴，顺时针和逆时针交替点揉。点揉的力度要均匀、柔和、渗透，使力量达深层局部组织。早晚各一次，每次点揉3～5分钟，可双手交替操作。

气海穴——调经助阳，对抗虚劳

气海穴是肓之原穴，属任脉。仰卧位，在腹中线上，脐下1.5寸处取穴。

气海具有调经固经、益气助阳的功用，临床上常用于治疗虚脱、瘦弱、体弱乏力、腹泻、痢疾、阳痿、遗精、痛经、闭经、带下、崩漏、恶露不尽等症。

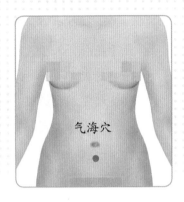

气海穴

● 补益劳损之关键穴

俗语有云"气海一穴暖全身"。气海穴掌控着全身气机，具有强壮身体的功用。临床实践证明，气海穴可调整人体虚弱状态，增强人体免疫力，改善先天羸弱、后天劳损所致的体虚症状。

因此，气海穴为补虚益阳的要穴，可常以拇指轻缓按揉，或者将中指指端放于气海穴上，顺时针方向按揉2分钟，揉至发热时疗效佳。

● 补气利血之要穴

气海穴连通着人体内外的能量交换。常按气海穴，可使人体经血畅通，经气充溢，身心舒畅，还可促进胃肠蠕动，强化消化功能。

具体方法如下：先以右手掌心由内而外顺时针打圈按摩100～200次，再以左手掌心逆时针打圈按摩同样的次数，至有热感为止。

● 穴位妙用

仰卧位，以中指指腹点揉气海穴，顺时针和逆时针交替点揉。点揉的力度要均匀、柔和、渗透，使力量达深层局部组织。早晚各一次，每次点揉3～5分钟，双手交替操作。

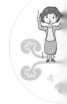

飞扬穴——保健肾与膀胱

飞扬穴出自《灵枢·根结》的"足太阳根于至阴,溜于京骨,注于昆仑,入于天柱、飞扬也"。飞扬,别名厥阳。飞,指穴内物质为天部之气也。扬,指穴内物质扬而上行也。飞扬名意指膀胱经气血在此吸热上行。

正坐垂足或俯卧位,小腿后面,昆仑穴直上7寸,承山穴外下一横指,按之酸痛明显处。

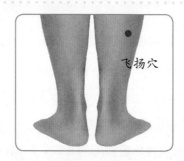

飞扬穴

●腰腿好了健步似飞

飞扬穴是足太阳膀胱经的络穴,也就是说,膀胱经在该穴位处发出分支联络肾脏。如果按揉该穴位,可同时保健肾脏和膀胱两个脏腑。

按揉飞扬穴,能治疗腰腿疾病,使您健步如飞。

●清热祛风不感冒

足太阳膀胱经主表,飞扬穴隶属足太阳膀胱经,具有清热祛风、疏散解表之功,主治头痛、目眩、鼻塞、外感发热、鼻衄等。

●穴位妙用

现代医学常用于治疗风湿性关节炎、坐骨神经痛、下肢瘫痪、膀胱炎、痔疾。

受术者俯卧位,施术者用拇指指腹点揉飞扬穴。点揉的力度要均匀、柔和、渗透,使力量能够达到深层局部组织,以有酸痛感为佳。早晚各一次,每次点揉3~5分钟,两侧飞扬穴交替点揉。

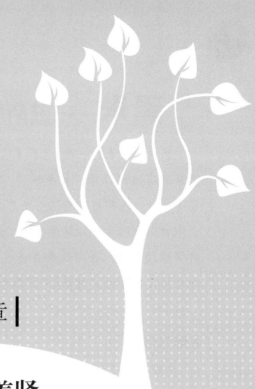

第三章

都说食补养肾，
那要吃对才行

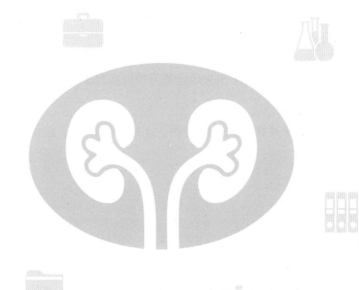

黑米——滋阴补肾的佳品

黑米是大米的一种,营养丰富,具有"黑珍珠"和"世界米中之王"的美誉。黑米具有滋阴补肾、健身暖胃、明目活血、清肝润肠、化湿益精、补肺缓筋等功效。入药可辅助治疗头昏目眩、贫血白发、腰膝酸软、夜盲耳鸣等症。长期食用有利于防治肺燥咳嗽、大便秘结、小便不利、肾虚水肿、食欲不振、脾胃虚弱等症,并可延年益寿、开胃益中。由于它最适于孕妇、产妇等补血之用,又称为"月米""补血米"。

● 选购窍门

1.观色泽:黑米以色泽光亮,米粒大小均匀,白色胚乳者为上品。

2.闻气味:气味清香者为佳品。

3.尝味道:将黑米放入口中细嚼,味佳、微甜者为上品,有异味、酸味、苦味及其他不良滋味的为次质、劣质的黑米。

● 食用宜忌

宜:一般人均可食用。适宜产后血虚、病后体虚者,或贫血者、肾虚者、年少须发早白者食用。由于黑米所含营养成分多聚集在黑色皮层,以食用糙米或标准三等米为宜。

忌:黑米不易煮烂,故脾胃虚弱的小儿或老年人不宜食用。不宜精加工食用。

▶推荐菜品

黑米人参鲤鱼汤

| 原料 |

鲤鱼1条,黑米150克,参须15克,金丝小枣20克,盐、料酒、姜片、葱段各适量。

| 做法 |

1 鲤鱼去鳞、鳃和内脏，洗净；黑米洗净，用清水浸泡半小时；参须和金丝小枣洗净。

2 将黑米、参须和金丝小枣塞入鱼腹，用牙签封住鱼肚，放在大号漏勺上入沸水锅中焯烫。

3 鲤鱼放入汤碗中，倒入泡黑米的水，放入姜片、葱段、盐和料酒，上笼隔水小火蒸约1.5小时，食用前拣出葱段和姜片，抽出牙签即可。

| 功效解析 |

　　黑米有开胃益中、暖脾明目的作用，对于产后血虚、病后体虚以及贫血者有很好的补养作用，对于少年白发者也有很好的疗效。因黑米有坚韧的种皮，若不煮烂，多食易引起胃肠不适，所以脾胃虚弱的小儿或老年人、消化不良者、病后消化能力弱者不宜食用。

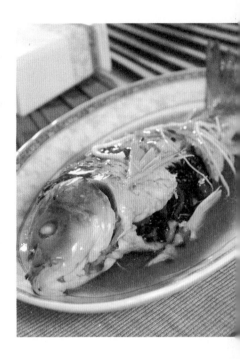

山楂黑米粥

| 原料 |

干山楂30克，黑米100克。

| 做法 |

1 干山楂用温水泡发后洗净备用。

2 山楂置锅内，加水煮20分钟，去渣留汁。

3 再将黑米洗净，放入山楂汁中煮成粥即可。

| 功效解析 |

　　本品滋阴养心。山楂有强心作用，黑米有暖胃补虚、补肝肾作用，二者结合对调理冠心病极为有益。

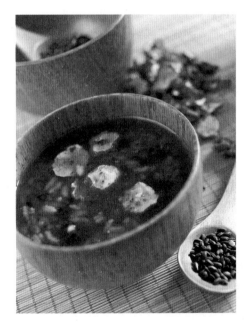

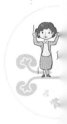

黑豆——药食两用的补肾食品

黑豆味甘性平，具有活血利水、祛风解毒、滋养补血、补虚乌发的功能。黑豆基本不含胆固醇，只含植物固醇。植物固醇虽不被人体吸收利用，但能抑制人体吸收胆固醇，降低胆固醇在血液中的含量。因此，常食黑豆，能软化血管、滋润皮肤、延缓衰老，特别是对高血压、心脏病等患者有益。

● 选购窍门

大豆呈卵圆形或近于球形，种皮黑色者为佳。

正常情况下泡黑豆的水是紫红色，稀释以后也是紫红色或偏红色，如果泡出的水像墨汁一样，经稀释后还是黑色，就可能是假黑豆。

● 食用宜忌

宜：适宜脾虚水肿、脚气水肿者食用；适宜体虚之人及小儿盗汗、自汗，尤其是热病后出虚汗者食用；适宜老年人肾虚耳聋、小儿夜间遗尿者食用；适宜妊娠腰痛或腰膝酸软、白带频多、产后中风、四肢麻痹者食用。

忌：黑豆一般要煮熟食用或煮熟配药食用方能治病，但不易消化，故脘腹胀满者慎食之。黑豆若炒熟食之则其性极热，易生热性疾病。热性病患者忌用。黑豆忌与蓖麻子、厚朴同食。

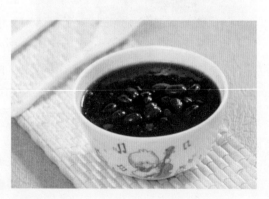

◆ 推荐菜品

黑豆紫米粥

| 原料 |

紫米60克，黑豆50克，白糖适量。

| 做法 |

1 黑豆、紫米淘洗净，放入清水浸泡3小时。

2 将紫米、黑豆与适量清水一同放入锅中，大火煮沸，再转小火煮约40分钟至熟，最后撒上白糖拌匀即可。

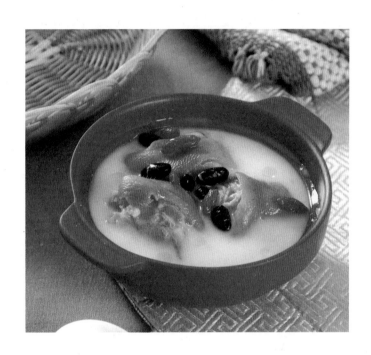

黑豆炖猪蹄

| 原料 |

猪蹄500克，黑豆200克，枸杞子、葱段、姜片、盐、胡椒粉、味精各适量。

| 做法 |

1 将猪蹄处理洗净，放入沸水锅中焯去血水备用。

2 用温水将黑豆略泡后洗净备用。

3 将猪蹄、黑豆、枸杞子一起放入锅中，放入葱段、姜片，倒入清水，大火煮沸后，转小火炖至猪蹄软，拣去葱姜不用。

4 调入适量盐、胡椒粉、味精，炖至入味即可。

| 功效解析 |

本品为补脾益肾之品，性较滋腻，脾胃功能不完善、久泻不愈、素体痰湿较重、身体肥胖者不宜久服。

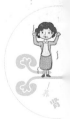

黑芝麻——养肾抗衰老佳品

黑芝麻，胡麻科芝麻的黑色种子，呈扁卵圆形，是一种食疗保健佳品。

中医药理论认为，黑芝麻味甘、性平，归肝、肾、大肠经，具有补肝肾、填脑髓、润五脏、益气力、长肌肉、抗衰老的作用，广泛用于辅助治疗肝肾精血不足引起的脱发、须发早白、腰膝酸软、四肢乏力、眩晕、步履艰难、皮燥发枯、肠燥便秘等病症。黑芝麻在乌发养颜方面的功效，更是有口皆碑。

现代医学认为，黑芝麻含有多种人体必需的氨基酸、脂肪、蛋白质，以及各种维生素，有延年益寿的作用。黑芝麻含有的铁和维生素E是预防贫血、活化脑细胞、消除血管胆固醇的重要成分。胆结石患者常吃黑芝麻可以帮助增加胆汁中的卵磷脂含量，从而帮助治疗胆结石。

● 食用宜忌

宜：一般人均可食用。适宜肝肾不足所致的眩晕、眼花、视物不清、腰酸腿软、耳鸣耳聋、发枯发落、头发早白之人食用；适宜妇女产后乳汁缺乏者食用；适宜身体虚弱、贫血、高脂血症、高血压、老年哮喘者食用。

忌：患有慢性肠炎、便溏腹泻者忌食。

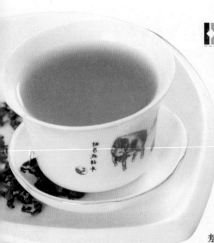

◆ 推荐菜品

芝麻红茶

| 原料 |

芝麻100克，红茶5克，盐少许。

| 做法 |

1 将芝麻炒香，磨成细末，加盐及适量水，搅拌成稀稠适度的芝麻酱备用。

2 将红茶放杯中，用沸水冲泡，再取茶水倒入砂锅内熬浓；然后熄火，放温，调入芝麻酱即可。

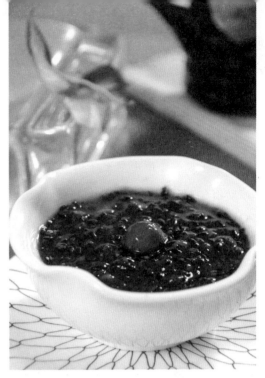

双黑粥

| 原料 |

黑芝麻100克，黑米200克，红糖适量。

| 做法 |

1 黑芝麻淘洗干净，沥干水分，用火炒
熟后研碎成粉；黑米淘洗净后，用清水
浸泡40分钟左右。

2 砂锅置火上，加入适量清水，放入泡
好的黑米，大火烧沸后，转小火熬煮成
粥，关火撒上黑芝麻粉，加入红糖搅拌
均匀，盛入碗中即可。

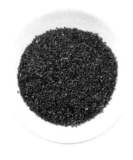

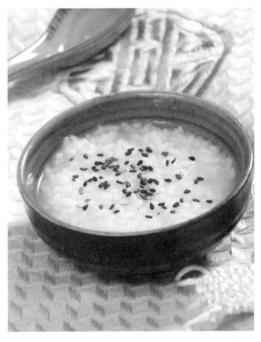

黑芝麻糯米粥

| 原料 |

糯米60克，熟黑芝麻20克，白糖适量。

| 做法 |

1 糯米淘洗干净，入清水泡至米粒充分
吸水膨胀。

2 将糯米与适量清水一同放入锅中，以大火煮沸，再转小火熬煮约30分钟至米烂
粥稠，加入黑芝麻略煮，熟后加白糖调味即可。

山药——菜食两用的补肾上品

山药，多年生草本植物。山药（根）甘、温、平、无毒。具有健脾益胃、助消化、强健机体、滋肾益精等功效。肾亏遗精、妇女白带多、小便频数等症，皆可服用。不仅如此，山药还含有大量的黏液蛋白、维生素及微量元素等营养素，能有效阻止血脂在血管壁的沉淀，预防心血管疾病，具有益智安神、延年益寿等功效。

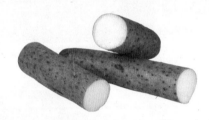

● 选购窍门

首先，选购山药应以茎秆笔直、粗壮，拿到手中感觉有分量的为优选。另外，块茎的表皮也是挑选的重点，发现异常斑点，绝不可购买，因为表面有斑点，说明它已经感染病害，食用价值就很低了。

其次，看须毛。同一品种的山药，须毛越多的山药营养越好。

最后再看横切面。山药的横切面肉质黄色似铁锈的切勿购买，有硬心且肉色发红的质量差，如果呈雪白色说明该山药是新鲜的。

● 存储方法

如果整根山药尚未切开，可存放在阴凉通风处。如果切开了，宜盖上湿布保湿，放入冰箱冷藏室保鲜，或是削皮后切块，分袋包装，放在冷冻室保鲜。

● 食用宜忌

宜：糖尿病患者、病后虚弱者、慢性肾炎患者、腹胀和长期腹泻者宜食。

忌：山药有收涩的作用，故大便燥结者不宜食用。

山药雪梨粥

| 原料 |

干山药片30克，猪肉、雪梨、糯米各50克，盐、姜丝、香菜、冰糖适量。

| 做法 |

1 糯米洗净泡水1小时；猪肉切末；雪梨洗净，挖去梨核，切成块。

2 锅内放入米和水，用大火煮沸后，加入山药片改小火慢煮至稠，加入肉末和雪梨、冰糖一起煮。

3 起锅前加入盐调味，撒上姜丝、香菜即可。

| 功效解析 |

本品有健脾补肺、益胃补肾、固肾益精、助五脏、强筋骨等功效。

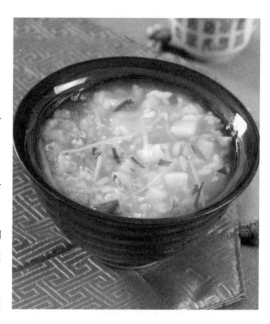

山药羊肉汤

| 原料 |

羊肉200克，山药50克，枸杞子10克，红枣20克，姜片、葱段、盐、料酒各适量。

| 做法 |

1 羊肉洗净，切成块，放入沸水中，加葱段、姜片、料酒焯烫去膻味；山药洗净，去皮切成块；枸杞子洗净；红枣洗净，泡涨。

2 锅置火上，倒入适量清水，放入羊肉块、红枣大火烧沸，转小火煮40分钟，加入山药、枸杞子、盐煮至熟即可。

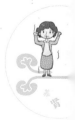

韭菜——温肾行气的"壮阳草"

韭菜，百合科多年生草本植物，以种子和叶入药。具有健胃、提神、止汗固涩、活血散瘀、理气降逆、补肾助阳、固精等功效。所以，在中医里，韭菜有一个很响亮的名字叫"壮阳草"，常用于肾阳虚、盗汗、遗尿、尿频、遗精等症。

●选购窍门

韭菜的选购以叶片肥厚、叶色青绿、新鲜柔嫩、无病虫害、干爽整洁为佳，这样的韭菜营养素含量最高。

●食用宜忌

宜：便秘患者、产后乳汁不足的女性、寒性体质者等宜食用。

忌：凡阴虚内热或眼疾、疮痒肿毒、消化不良、肠胃功能较弱者不宜食用。

 推荐菜品

韭菜炒羊肝

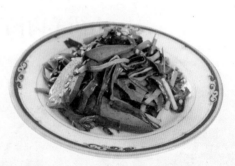

| 原料 |

韭菜100克，羊肝120克，植物油、姜末、葱末、酱油、味精各适量。

| 做法 |

1 将韭菜洗净，切成小段；羊肝洗净，去筋膜，切片。

2 起锅加植物油烧热，先下葱末、姜末，炒出香味，加入羊肝片略炒，再入韭菜段和酱油，用大火急炒至熟，加味精即可。

| 功效解析 |

羊肝性味甘平，有补血、益肝明目的功效；韭菜味甘辛，性温，能补肾助阳，温中开胃。

韭菜粥

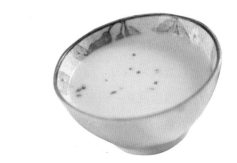

| 原料 |

粳米100克，韭菜250克。

| 做法 |

1 韭菜择洗干净，切小段。

2 粳米淘洗干净，用清水浸泡半小时。

3 粳米放入锅内，加适量水大火煮沸，转小火煮至米粒开花。

4 加入韭菜段稍煮即可。

韭汁牛乳汤

| 原料 |

韭菜300克，生姜30克，牛乳300毫升。

| 做法 |

1 韭菜、生姜洗净，切段或捣碎后用纱布包好，绞取汁液。

2 倒入牛乳，加热煮沸，慢慢温服。

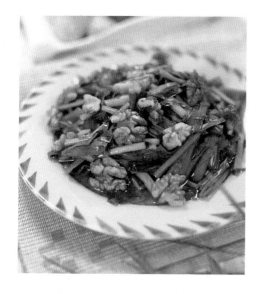

韭菜炒胡桃

| 原料 |

韭菜120克，胡桃仁30克，芝麻油、盐各适量。

| 做法 |

1 胡桃仁去皮，用芝麻油炒至微黄。

2 放入适量食盐，后加入韭菜，炒熟食。

| 功效解析 |

此品有甘辛温润、补肾助阳之功效。适用于肾虚阳痿、腰酸尿频等症。

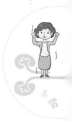

紫菜——补肾的"海底宝贝"

紫菜是海中互生藻类的统称，属海产红藻，味甘性凉，具有补肾养心、化痰软坚、清热利水的功效，入药辅助治疗瘿瘤、瘰疬、咳嗽痰稠等疾病。食用有利于改善烦热不安、脚气、水肿、小便不利等症状。现代医学研究发现紫菜富含微量元素，具有增强免疫力、降血脂、降血糖、抗肿瘤、延缓衰老、抗辐射等功效。

● 选购窍门

选购紫菜时，以色泽紫红、无泥沙杂质、干燥为佳；反之，质量就差。买来的紫菜可放凉水浸泡，若浸泡后呈蓝紫色，则说明在海中生长时已被有毒物质污染，这种紫菜对人体有害，不能食用。紫菜容易返潮变质，应将其装入黑色食品袋置于低温干燥处，或放入冰箱中，这样才可保持其味道和营养。

● 食用宜忌

宜：一般人均宜食用。尤其适合水肿、碘缺乏所致甲状腺肿大、慢性支气管炎、咳嗽、瘿瘤、淋病、脚气、高血压、肺病初期、心血管病和各类肿块、增生的患者。

忌：紫菜虽然营养丰富，但不宜多食，尤其对于消化功能不好、素体脾虚者应少食；腹痛便溏者禁食；脾胃虚寒者切勿食用。

▶ 推荐菜品

紫菜蛋卷

| 原料 |

紫菜1张，猪瘦肉馅100克，鸡蛋2个，韭菜末25克，葱末、姜末、胡椒粉、水淀

粉、盐、料酒、味精各适量。

| 做法 |

1 将猪瘦肉馅、盐、鸡蛋（1个）、水淀粉、味精、料酒、胡椒粉、韭菜末、葱末、姜末拌匀。

2 将鸡蛋（1个）、水淀粉、盐拌匀，在锅内摊成圆形蛋皮。

3 在蛋皮上依次放猪肉韭菜馅、紫菜，猪肉韭菜馅抹平，制成1个蛋卷，入蒸锅隔水蒸约30分钟，至熟透；将紫菜蛋卷切成小段，整齐地码盘即可。

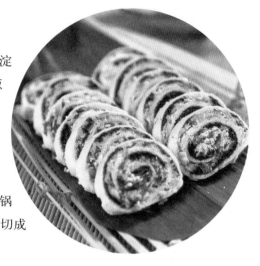

紫菜鱼丸汤

| 原料 |

鱼丸200克，猪肉馅100克，紫菜50克，香菇20克，熟鸡蛋1个，酱油、料酒、胡椒粉、水淀粉、盐、高汤、香菜末各适量。

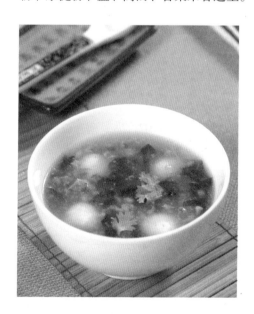

| 做法 |

1 鱼丸用清水冲洗干净；香菇用温水泡发，去蒂剁成末；肉馅加酱油、料酒、胡椒粉、水淀粉、盐和香菇末腌渍10分钟；紫菜撕碎洗净。

2 汤锅高汤煮沸，倒入鱼丸和肉馅搅匀，大火煮沸，转中火炖煮至鱼丸熟透，熄火。

3 倒入紫菜，用水淀粉勾芡，撒上香菜末，出锅即可。

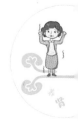

海带——利尿消肿的长寿菜

海带是生长在海底岩石的藻类，味苦，性寒，入肝、胃、肾经，具有益肾、固精止带、消痰软坚、清热利水、止咳平喘等功效，入药可辅助瘿瘤、瘰疬、饮食不下、疝气、睾丸肿痛、水肿、脚气等病症的治疗。现代医学发现海带含有丰富的矿物质，是一种营养价值很高的蔬菜，同时具有一定的药用价值，具有降血脂、降血糖、调节免疫、抗凝血、抗肿瘤、抗氧化和瘦身等多种功效。

● 选购窍门

1.质地厚实、形状宽长、叶身干燥、色浓黑褐或深绿、边缘无碎裂或黄化现象的为优质海带。如果海带的表面有一层白色的粉末，这是品质优良海带的重要标志。如果没有白色粉末或者是很少，通常是陈年旧货，一定要慎重购买。

2.如果海带上有小孔洞，或者有大面积的破损，那说明海带在长时间的储存过程中，有被虫蛀或者是发霉变质的情况。

● 食用宜忌

宜：海带泡发好后，食用时可加一点儿食醋，使之更软脆。适宜缺碘所致甲状腺肿大、高血压、高血脂、冠心病、糖尿病、动脉粥样硬化、骨质疏松、营养不良性贫血以及头发稀疏者食用。尤其适用于精力不足、缺碘人群、气血不足及肝硬化、腹水和神经衰弱者。

忌：海带所含的碘大部分在表面，为防止碘流失，不宜浸泡时间过长。脾胃虚寒的人慎食，甲状腺功能亢进中碘过盛型的病人要忌食，不易与茶和酸性水果同食。

黄精米饭豆腐汤

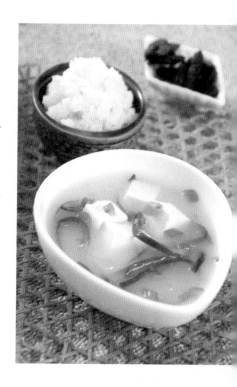

| 原料 |

大米250克，黄精15克，豆腐200克，海米、海带丝各10克，葱花5克，盐、味精各适量。

| 做法 |

1 大米用清水淘洗干净，将黄精洗净后，切细，放在大米内煮成黄精米饭。

2 砂锅中装入适量清水，将豆腐切块，放入沸水中，加海米、海带丝，大火煮沸，转小火炖10分钟，加入盐、味精和葱花，盛入碗中即可。

| 功效解析 |

这道药膳可安五脏、延年益寿、充盈肌肉、强肝和抗疲劳。黄精养阴润肺，补脾益气，滋肾填精。豆腐益气和中，生津润燥，清热解毒。

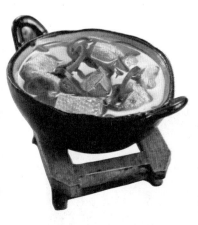

海带丝炖老鸭

| 原料 |

鸭子1只，水发海带300克，料酒、盐、味精、葱末、姜片、花椒、胡椒粉、枸杞子各适量。

| 做法 |

1 鸭子洗净，剁成小块；水发海带洗净，切丝备用。

2 锅内倒入适量清水，放入鸭块，煮沸后撇去浮沫。

3 加入料酒、葱末、姜丝、枸杞子、花椒、胡椒粉、海带丝，煮沸后转中火煮至鸭肉烂熟。

4 加盐、味精调味即可。

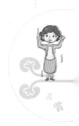

山羊肉——堪比人参的大补之物

山羊肉，味甘咸、性温热，无毒。归肾经。具有补虚助阳的功效，对虚劳内伤、筋骨痹弱、腰脊酸软、阳痿、带下、不孕、不育有很好的保健作用。《本草汇言》中称："大补虚劳，脱力内伤，筋骨痹弱。又可调治男子精寒髓乏、阳事不振，或妇人积年淋带，腰脊痿软，血冷不育等症，用酒煮烂，和椒、盐作脯食。"

羊肉性温热，吃多了容易上火。所以，吃羊肉时要搭配凉性和甘平性的蔬菜（冬瓜、丝瓜、菠菜、白菜、金针菇、蘑菇、茭白、笋等），能起到清凉、祛火的作用。

● 食用宜忌

宜：凡肾阳不足、腰膝酸软、虚劳不足者皆可用它作为食疗品。

忌：夏秋季节气候热燥，不宜吃羊肉。食用时一定要炒透烧熟，因为羊肉内易藏匿寄生虫和细菌，特别是在涮羊肉时一定要注意。羊肉食后容易动气生热，所以不可与南瓜、半夏、菖蒲同食，否则会壅气发病。羊肉不能烧煳烤焦，否则会产生致癌物质。

▶推荐菜品

姜桂焖羊肉

| 原料 |

生姜150克，桂皮25克，羊瘦肉250克，植物油、料酒、白糖、鸡精、盐、香油各适量。

| 做法 |

1 羊瘦肉洗净，切成块；生姜洗净，切片。

2 锅置火上，倒入植物油烧至五成热时，放入生姜片大火炒出香味，下入切好的羊肉

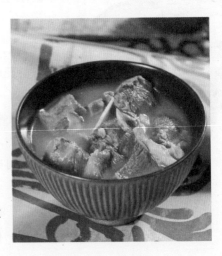

块，烹入料酒，加桂皮、盐、白糖翻炒，再加适量清水，大火煮沸后转小火焖煮40分钟。

3 至肉烂汁浓时，加鸡精、香油调味后出锅即可。

羊肉炒鱼丝

| 原料 |

羊瘦肉300克，青鱼肉100克，鸡蛋1个（取蛋清），水淀粉、盐、花椒水、味精、葱段、姜片、蒜片、胡椒粉、料酒、植物油各适量。

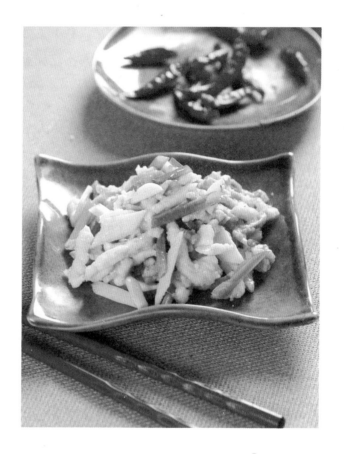

| 做法 |

1 羊瘦肉洗净，切成丝，用盐、花椒水、味精、蛋清、水淀粉、料酒上浆；青鱼肉切成丝，用盐、蛋清、水淀粉、料酒上浆。

2 盐、花椒水、味精、水淀粉、胡椒粉调成芡汁。

3 锅烧热，放入植物油，升温到130℃左右时，分别将羊肉丝、鱼丝滑油。

4 锅留底油，放入葱段、姜片、蒜片炝锅，捞出，倒入肉丝及鱼丝，加芡汁翻炒，淋熟油，即可。

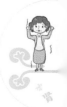

乌鸡——补肝益肾的黑色美食

乌鸡是一种杂食家养鸡，鸟纲，鸡形目，原鸡属，又称武山鸡、乌骨鸡，性甘味平，入肝、肾经。乌鸡被称作"名贵食疗珍禽"，具有非常好的药用和食疗作用，有补肝益肾、养阴退热、补中止渴等功效，是补虚劳、养身体的上好佳品。长期食用乌鸡，可提高生理机能，有延缓衰老、强筋健骨的作用。入药可辅助治疗虚劳羸瘦、消渴、脾虚滑泄、下痢口噤、崩中、带下等疾病，对防治骨质疏松、佝偻病、妇女缺铁性贫血等有明显功效，也是妇科病的滋补及滋养的最佳上品。

● 选购窍门

1.看鸡冠：乌鸡的母鸡冠小，像桑葚一般大，颜色很黑；公鸡冠形比较大，冠齿丛生。

2.看鸡爪：在乌鸡的后趾基部又多生一趾，故成五趾，俗称"龙爪"。

3.看色泽：乌鸡不仅喙、眼、脚是乌黑的，而且鸡皮、肌肉、骨头和大部分内脏也都是乌黑的，只有胸肌和腿部肌肉的黑色较浅。在能看到鸡骨的地方，可以看到骨膜漆黑发亮，骨质暗乌。

● 食用宜忌

宜：适宜老年人、少年儿童、妇女特别是产妇食用，体虚血亏、肝肾不足、脾胃不健的人尤其宜食。

忌：炖煮不宜用高压锅，使用砂锅文火慢炖最好。乌鸡为滋补圣品，但感冒发热、咳嗽多痰或湿热内蕴而见食少、腹胀者及有急性菌痢肠炎者忌食。此外，体胖痰湿重、患严重皮肤疾病者也不宜食用。

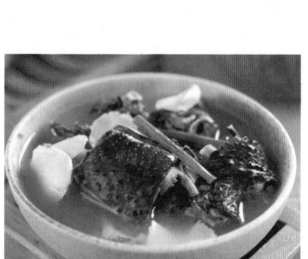

红枣乌鸡

| 原料 |

乌鸡1只，红枣20克，当归5克，枸杞子10克，姜片、葱段、盐、酱油、料酒、胡椒粉、植物油、鸡汤各适量。

| 做法 |

1 将乌鸡洗净入沸水中焯去血水，捞出，剁成块；红枣、当归洗净，枸杞子用温水洗净备用。

2 锅置旺火上，放入植物油烧热，下姜片、葱段煸香，放入鸡块、盐、酱油、料酒、胡椒粉、鸡汤、红枣、当归（也可用纱布包裹后放入），开锅撇去浮沫；改小火炖煮，拣出葱姜，下枸杞子收汁装盘即可。

| 功效解析 |

本品具有养血滋阴的功效。

西洋参炖乌鸡

| 原料 |

西洋参、生姜、葱段各10克，乌鸡1只，料酒、盐、味精、胡椒粉各适量。

| 做法 |

1 将西洋参润透，切薄片。

2 乌鸡宰杀后，去毛、肠杂及爪，姜洗净切片备用。

3 将西洋参、乌鸡、姜片、葱段、料酒同放炖盅内，加适量清水。

4 大火烧沸转文火炖熟，加盐、味精、胡椒粉调味即可。

| 功效解析 |

西洋参味甘、性凉，可补气生津。本品具有滋阴、养血、补虚的作用。

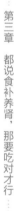

猪肾——以肾补肾，专治腰酸腰痛

猪肾即猪的肾脏，又称"猪腰子"，性甘味平，具有补肾疗虚、益气理血、生津止渴的功效，入药可辅助治疗肾虚腰痛、肾虚久泻、肾虚水肿。长期食用，利于防治因肾虚而引起的遗精、阳痿、腰痛、耳聋等病症。现代医学研究发现，猪肾含有锌、铁、铜、磷、维生素A、B族维生素、维生素C、蛋白质、脂肪、糖类等营养成分，是极具营养价值的食物。

● 选购窍门

1.观颜色闻气味：购买猪肾时，要看其颜色，柔润光泽，有弹性，呈浅红色者为上品；颜色发青，被水泡过后变为白色，质地松软，膨胀无弹性，并散发出一股异味，为不新鲜的猪肾。

2.查外表：要观其表面，有血点者为不正常的猪肾。

3.查质地：观其大小和厚度，若是又厚又大的猪肾，则要仔细观察是否属于肾红肿的猪腰子。其检查方法：将猪肾用刀切开，看髓质（即红色组织与白色筋丝之间）和皮质，若是模糊不清，则为不正常的猪肾。

● 食用宜忌

宜：适宜肾虚引起的腰酸腰痛、遗精、盗汗者食用；适宜肾虚、耳聋、耳鸣的老年人食用。

忌：因猪肾中胆固醇含量较高，烹调时，不宜选用煎炸方式；高血脂、高胆固醇者忌食。

◆推荐菜品

沙茶酱爆腰花

|原料|

猪腰2个，干辣椒5克，姜片10克，料酒15毫升，沙茶酱20

克，盐3克，糖3克，味精2克，水淀粉20克，色拉油适量。

| 做法 |

1 猪腰除去膜、筋，切成腰花，在清水里浸泡10分钟，以除臊味。

2 将干辣椒剪成段，备用。

3 锅加油烧热，下辣椒段、姜片爆香，放腰花炒匀，烹入料酒，加沙茶酱、盐、糖、味精快速炒熟，用水淀粉勾芡即可。

腰花木耳汤

| 原料 |

鲜猪腰150克，水发黑木耳15克，笋片20克，葱花、盐、味精、高汤、胡椒粉各适量。

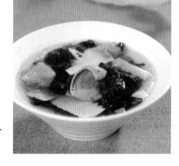

| 做法 |

1 将猪腰切成两半，洗净，切成兰花片，清水浸泡片刻，除去臊味。

2 将猪腰、木耳、笋片一起放入沸水锅中煮熟后捞出，放在汤碗内，加入葱花、味精、盐、胡椒粉，再将烧沸的高汤倒入汤碗内即可。

猪肾薏米粥

| 原料 |

薏米200克，黄芪10克，鲜香菇30克，猪腰50克，大葱、盐、江米酒各适量。

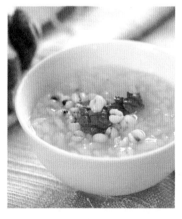

| 做法 |

1 薏米洗净，在冷水中浸泡3小时；香菇洗净去蒂，泡水；香菇水留下，大葱洗净，切末备用。

2 猪腰洗净，去除白膜，先切花，再切片；放入滚水中略烫，捞出备用。

3 薏米、香菇放入锅中；加入香菇水及适量冷水煮至烂熟。

4 再加入黄芪煮至入味，最后加入猪腰片及盐、江米酒略煮，撒上葱末，即可盛出食用。

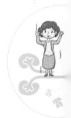

鲈鱼——益筋骨、补肝肾

鲈鱼，又称花鲈、鲈板等。肉质白嫩、清香，没有腥味，是"四大名鱼"之一。

中医理论认为，鲈鱼味甘、性平，具有益肾、补气、健脾、安胎之功效。适宜贫血头晕、妊娠水肿、胎动不安之人食用。《嘉祐本草》这样评价："补五脏，益筋骨，和肠胃，治水气。"

从现代医学的角度来看，鲈鱼富含蛋白质、维生素A、B族维生素、钙、镁、锌、硒等营养元素，对肝肾不足的人有很好的补益作用。鲈鱼还可治胎动不安、少乳等症，对准妈妈和产妇来说，鲈鱼既能健身补血、健脾益气，又不会造成营养过剩而导致肥胖，是一种很好的营养食物。鲈鱼血中还有较多的铜元素，对于维持神经系统的正常功能有很好的疗效，铜元素缺乏的人可食用鲈鱼来补充。

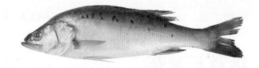

● 选购窍门

1.看分量：以750克为宜，太小没多少肉，生长的日子不够；太大肉质变粗糙。

2.看身材：以溜长带点圆润为好，若发现鱼肚太胀，则说明商家给鱼儿喂了过多饲料，买回家鱼会很快死掉。

3.看颜色：以鱼身偏青色，鱼鳞有光泽、透亮为好；鳃呈鲜红色，表皮及鱼鳞无脱落，鱼眼清澈透明的好；尾巴呈红色的鲈鱼，买回家会很快死掉。

● 食用宜忌

宜：一般人群均可食用。尤其适宜贫血头晕者，妊娠水肿、胎动不安之妇女食用。

忌：患有皮肤病、疮肿者忌食。

清蒸鲈鱼

| 原料 |

鲈鱼1条，水发香菇2朵，盐、胡椒粉、料酒、酱油、红辣椒丝、葱丝、姜末、姜丝各适量。

| 做法 |

1 香菇去蒂，洗净后切丝备用；鲈鱼处理干净备用。

2 在鱼身上斜切几刀并抹上盐、胡椒粉、料酒，加入少许葱丝、姜丝腌渍10分钟备用。

3 将香菇丝与盐、姜末、酱油、料酒拌匀，上屉蒸5分钟后取出。

4 放入腌好的鱼、香菇丝及胡椒粉、料酒、酱油，上屉蒸10分钟；取出后铺上姜丝、葱丝、红辣椒丝即可。

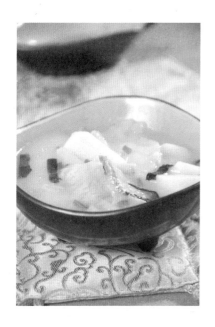

鲈鱼浓汤

| 原料 |

鲈鱼1条，山药块、裙带菜各50克，葱段、姜片、植物油、盐、胡椒粉、白糖各适量。

| 做法 |

1 裙带菜洗净；鲈鱼处理干净，去头、骨，鱼肉切成片。

2 锅中放油烧热，放葱段、姜片、鱼头、鱼骨炒，加水和山药块，大火煮为奶白色。

3 再放入裙带菜稍炖，加入盐、胡椒粉、白糖调味，转小火，将鱼头、鱼骨捞出，放入鱼肉片烫熟即可。

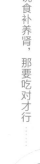

虾——补肾壮阳的"甘草"

虾是一种生活在水中的长身动物，属节肢动物门甲壳类生物，种类繁多，包括青虾、河虾、草虾等。淡水虾性温味甘，入肝、肾经，虾肉具有补肾壮阳、通乳抗毒、养血固精、益气提神等功效，入药可以治疗肾虚阳痿、畏寒、体倦、腰膝酸痛等病症，也可起催乳作用。现代医学研究证实，虾具有极高的营养价值，可以增强人体的免疫力和性功能，还可抗早衰。

● 选购窍门

1.看外形：头与身体紧密相连，虾身有一定的弯曲度为新鲜的虾。

2.查色泽：皮壳发亮者为新鲜的虾。

3.观其肉质：肉质坚实细嫩、有弹性者为新鲜的虾。

4.闻气味：无异味者为新鲜的虾。

● 食用宜忌

宜：适宜于肾虚阳痿、遗精早泄、乳汁不通、筋骨疼痛、手足抽搐、身体虚弱和神经衰弱等病人食用。

忌：虾的胆固醇含量较高，胆固醇偏高者不可过量食用。

◆推荐菜品

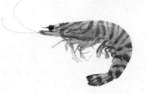

仔鸡龙马汤

| 原料 |

海马40克，生姜2片，鲜虾150克，红枣2颗（去核），仔公鸡1只（约450克），盐少许。

| 做法 |

1 仔公鸡去毛，去内脏，处理干净；鲜虾洗净，挑去沙线，取虾仁；海马用清水洗干净。

2 将除盐以外的所有食材一起放入砂锅内，加入适量清水，文火炖4小时左右，加盐调味即可。

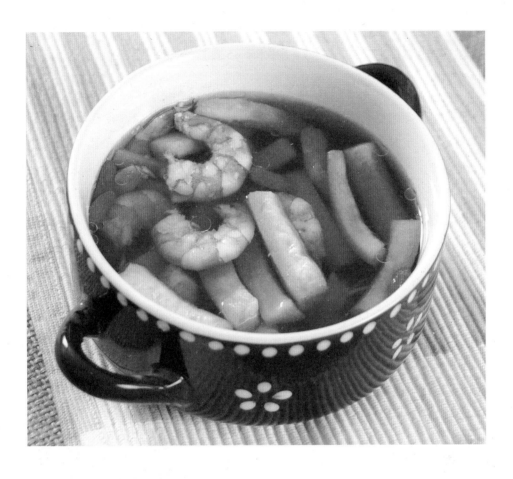

丝瓜虾仁汤

| 原料 |

丝瓜1根，大虾仁100克，当归、枸杞子各10克，姜末、蒜蓉、橄榄油、酱油、淀粉、盐、味精各适量。

| 做法 |

1 丝瓜洗净，去皮，切成条状备用。

2 将大虾仁处理干净，加盐、酱油、蒜蓉、淀粉调匀，腌渍半小时。

3 锅中倒入橄榄油，烧热，放入姜末爆香，放入丝瓜，翻炒至八分熟。

4 加适量热水，放入当归、枸杞子、虾仁，继续煲煮20分钟，加入适量盐、味精调味即可。

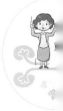

龙眼——滋养脾肾，益气养血

　　龙眼，又称桂圆，因其种圆黑有光泽，种脐突起呈白色，与传说中"龙"的眼睛相似，所以得名。性温味甘，入心、肝、脾、肾经，具有补肾益脾、养血安神、宁神定志、健脾止泻、利尿消肿等功效。入药适用于病后体虚、血虚萎黄、气血不足、神经衰弱、心悸怔忡、健忘失眠等病症，还可辅助治疗产后水肿、气虚水肿、脾虚泄泻等症。日常食用有益气养血、滋养脾肾、安神定志、降脂护心、延缓衰老等功效。古书还记载龙眼可除虫、去毒、益智、润肺止咳，长期食用可强身健体，变聪明。

● 选购窍门

　　新鲜的龙眼肉质极嫩，汁多甜蜜。选购时首先观其果皮，以无斑点、干净整洁的为佳；其次观其颜色，以外表看起来土黄色的为佳；最后查其硬度和果肉，要选择手感饱满、硬实、果肉透明、水分充足的果子。

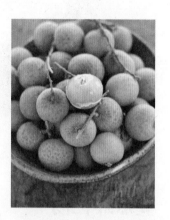

● 食用宜忌

　　宜：龙眼的营养成分易于被人体直接吸收，故体弱贫血、年老体衰、久病体虚的人，经常吃些龙眼会有很好的补益作用；对于妇女产后，龙眼也是重要的调补食品。

　　忌：龙眼甘甜滋腻，脾胃有痰火及湿滞停饮、消化不良、恶心呕吐者忌服。孕妇，尤其妊娠早期，则不宜服用龙眼肉，以防胎动及早产等；因其含糖量较高，糖尿病患者也不宜多食。

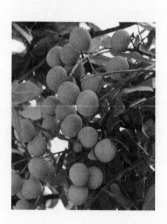

龙枣甲鱼汤

| 原料 |

龙眼肉、红枣各30克，甲鱼1只，乌梅6颗。

| 做法 |

1 将甲鱼放入沸水中烫后，切开，去内脏，洗净备用。

2 甲鱼连壳与龙眼肉、红枣、乌梅共入砂锅中，加适量水煎煮。

3 待甲鱼炖熟烂即可食用。

| 功效解析 |

　　甲鱼有滋阴补肾、清热消瘀、健脾胃等多种功效，可治虚劳盗汗、阴虚阳亢、腰酸腿疼、久病泄泻、小儿惊痫、妇女闭经、难产等。

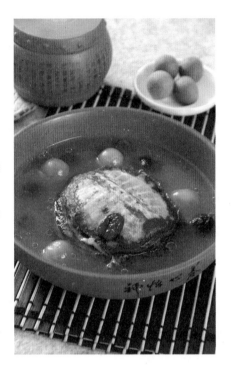

桂圆莲子粥

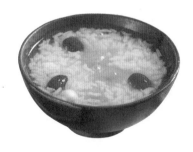

| 原料 |

桂圆肉、莲子各15克，红枣5颗，糯米50克，白糖适量。

| 做法 |

1 莲子去皮、去心，洗净；红枣去核，洗净。

2 将糯米、红枣、桂圆肉、莲子倒入锅内，加适量水，大火烧沸，小火煮熟，加白糖拌匀即可。

| 功效解析 |

　　桂圆补心脾，是滋补美容的良药；莲子具有补脾止泻、益肾固精、养心神之功效。

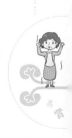

第三章　都说食补养肾，那要吃对才行

肉桂——温肾养脾，调理虚汗病症

肉桂为常用中药，又为食品香料或烹饪调料，是最早被人类使用的香料之一，俗称桂皮。肉桂，味辛、甘，性热，归肝、脾、胃、肾经，有温补肾阳、散寒止痛、温通经脉、引火归原的功效。

肉桂为纯阳之品，入肾能补命门之火，入脾则温中散寒，入心、肝两经则能散血祛寒邪，对于肾阳亏虚、命门火衰、寒凝血瘀等病症有很好的疗效。

● 选购窍门

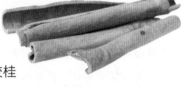

1.闻香：用手指甲刨桂皮的腹面，待微有油质渗出，闻其香气，至纯；将横面折断或用牙咬桂皮，感觉清香、凉爽且味微甜的为上品。

2.辨声观形：干燥桂皮质坚实，用手折时松脆易断，断面平整；较潮的折断时声音不响而带韧性，断面呈锯齿状。

3.观色：桂皮的皮面青灰色中透淡棕色，皮里棕色，表面有细纹，两面或皮里有光泽的质好。皮面黑褐色、有霉绿点、或有灰白色疥斑的质差。

4.看长度：长度一般在35厘米以上，厚薄均匀，厚度在3~5毫米的质好。长度在10厘米以下的为次品。

● 食用宜忌

宜：适宜食欲不振、腰膝冷痛、风湿性关节炎患者和心动过慢的人食用。

忌：肉桂味辛性热，极易伤阴助火，所以不宜过量或长期服用，一天食用量不宜超过4克。阴虚火旺、里有实热、血热妄行出血者及孕妇均禁服。此外，肉桂畏赤石脂，不能与赤石脂同用。

桂浆粥

| 原料 |

桂皮2克，粳米100克，红糖30克。

| 做法 |

1 先将桂皮煎取浓汁，去渣待用；再将粳米淘洗干净，加入清水，先用武火煎沸，再用文火煎熬。

2 待粥将成时，调入桂皮浆和适量红糖，稍煮一沸即可。

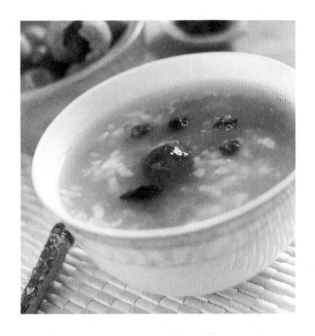

姜桂炖猪肚

| 原料 |

姜20克，猪肚250克，桂皮、料酒、葱、胡椒粉、盐各适量。

| 做法 |

1 姜洗净，切片；猪肚洗净，切片；桂皮洗净，剁1厘米见方的块；葱洗净，切碎。

2 将猪肚片、姜片、葱花、桂皮块、料酒、胡椒粉放入炖锅内，加适量水，大火煮沸，再用小火炖50分钟，加入盐调味即可。

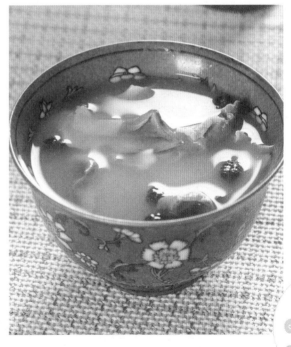

第三章 都说食补养肾，那要吃对才行

樱桃——助肾排毒的"小甜心"

樱桃是蔷薇目蔷薇科李属类植物，又名莺桃、车厘子等，性温味甘，入肝、脾经，具有调中益气、健脾和胃、涩精止泻、生津止渴、发汗、祛风、透疹等功效，四肢麻木和风湿性腰腿病的患者常食樱桃，可有效缓解症状。樱桃还具有缓解贫血、增强体质、健脑益智、养颜美容的功效，对于肝肾不足引起的腰膝酸软、四肢乏力，或遗精、血虚、头晕心悸、面色少华等症状也有缓解作用。

● 选购窍门

选购时要选择连有果蒂、色泽光艳、表皮饱满的。如果当时吃不完，要储存在零下1℃的冷藏条件下。

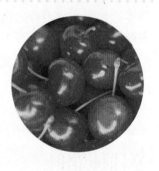

● 食用宜忌

宜：适用于脾胃虚寒、便溏腹泻、食欲不振、贫血、乏力者和痛风、关节炎、慢性肝炎病人。

忌：樱桃性温，热性病及虚热咳嗽、便秘者少食或忌食。樱桃核仁含氰化物，水解后产生氢氰酸，使用时应小心中毒。

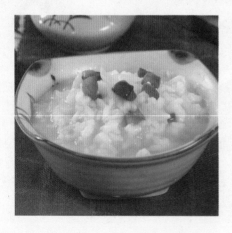

◆推荐菜品

樱桃冰粥

| 原料 |

樱桃、大米、糯米各适量，白糖2大勺。

| 做法 |

1 先熬好白粥（大米和糯米的比例为5:1，加入糯米是为了使粥更香更黏稠），放凉

后放入冰箱2个小时左右。

2 樱桃去核，切成小丁。

3 加入白糖，用尽可能少的凉开水化成浓糖水，倒入凉粥里，再加入切好的樱桃丁即可。

樱桃养颜汤

| 原料 |

水发香菇80克，
鲜樱桃60克，莴
笋100克，莲子
50克，料酒、味
精、盐、酱油、
白糖、姜汁、水
淀粉、植物油、
香油各适量。

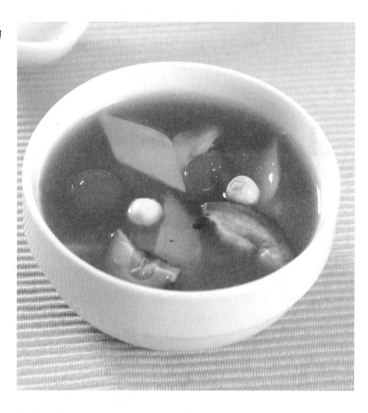

| 做法 |

1 水发香菇洗净，切片；莴笋洗净，切片；樱桃洗净。

2 锅中倒入植物油烧热，放入香菇煸炒，加入适量姜汁、料酒、酱油、白糖、盐、清水煮沸，放入莲子，转小火炖10分钟。

3 将莴笋片放入锅中，加味精调味，用水淀粉勾芡，最后放入樱桃稍煮，淋上香油即可。

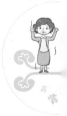

拔丝樱桃

| 原料 |

樱桃500克或樱桃罐头1盒，白糖150克，花生油1000毫升（约耗60毫升），干淀粉250克（约用70克），青红丝适量。

| 做法 |

1 将樱桃洗净倒入大漏勺内沥水，再倒入干淀粉内滚动沾上一层淀粉，边滚动边洒入少许清水，使樱桃全部均匀挂上淀粉，然后将樱桃放入漏勺内备用。

2 炒锅内放入花生油，烧至八成热放入樱桃，稍炸后捞出。

3 炒锅内留油少许，放入白糖，用小火炒到糖融化呈金黄色时，快速放入樱桃，快速颠翻炒锅，边翻边撒入青红丝，使糖汁全部挂上后，装盘即成。

蜜枣樱桃扒山药

| 原料 |

山药500克，蜜枣150克，罐头樱桃10粒，白糖、桂花卤、水淀粉、植物油各适量。

| 做法 |

1 山药洗净，煮熟，凉凉后剥去皮，切成片；蜜枣用热水洗净，切成两半，去核；樱桃去核。

2 在扣碗内抹上植物油，放上樱桃，将蜜枣放在樱桃周围，码入山药片，撒少许白糖，再加入桂花卤，上笼蒸熟。

3 取出扣碗，翻扣于盘内；锅内倒入清水，加白糖煮至溶化，淋入水淀粉勾薄芡，倒入山药盘内即可。

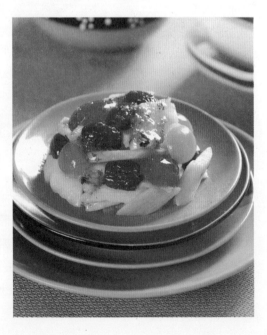

巴戟天——滋补阳气的专家

巴戟天味辛、甘，性微温，归肾、肝经，具有补肾助阳、祛风除湿、强筋健骨之功效，常用于治疗阳痿遗精、宫冷不孕、月经不调、小腹冷痛、风湿痹痛、腰膝酸软等。《本草正义》说巴戟天"味辛，气温，专入肾家，为鼓舞阳气之用。温养元阳，则邪气自除，起阴痿，强筋骨，益精，治小腹阴中相引痛，皆温肾散寒之效"。

巴戟天常被用来浸酒、煎汤、入菜肴。可以把巴戟天和等量的怀牛膝泡在10倍的白酒中，半个月后饮用，每次喝50毫升。其对于肾阳虚衰、阳痿、腰膝酸软、下肢无力症有很好的功效。

● 食用宜忌

宜：身体虚弱、精力差、免疫力低下、易生病者宜食。

忌：凡火旺泄精、阴液不足、小便不利、口舌干燥者皆禁用。因药性相反，巴戟天不能与雷丸、丹参同用。此外，巴戟天属温阳之品，如有口渴、小便黄赤等热性症状，不宜服用。

▶推荐菜品

巴戟虫草瘦肉汤

| 原料 |

猪瘦肉150克，冬虫夏草15克，巴戟天12克，盐、麻油各适量。

| 做法 |

1 将猪瘦肉洗净切片；冬虫夏草、巴戟天洗净并用纱布包好。

2 在砂锅里加适量清水，放入猪肉片和药包，用文火煮1小时；至肉熟烂捞出药包，加盐和麻油调味即可食用。

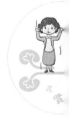

板栗——益补肾气的"干果之王"

板栗，又名栗子，是壳斗科栗属的植物，素有"干果之王"的美誉。《本草纲目》记载，栗性温、味甘，入脾、胃、肾经，可治肾虚、腰腿无力，是健胃补肾、延年益寿的上等果品。而唐代孙思邈则说："栗，肾之果也，肾病宜食之。"板栗形似肾，按照以形补形的理论，板栗对肾有着很好的补益作用。生食板栗有舒筋活络的功效，可治疗腰腿酸痛。

现在很多父母对孩子的饮食安排往往过于精细，导致很多小孩子都有脾虚证，典型症状为小儿面色无华、体倦乏力、形体偏瘦、厌食或拒食、经常腹泻。此时将板栗仁蒸煮熟，磨粉制成糕饼，可以增加食欲、收涩泄泻、调理肠胃。此外，怀孕初期孕妇常常胃口不佳，也可吃些熟板栗以改善肠胃功能。

● 选购窍门

新栗子颜色浅（颜色深如巧克力的是陈年的），尾部茸毛比较多，表面像覆了一层薄粉，不太有光泽。还要注意不能有虫眼。

● 食用宜忌

宜：适宜老人肾虚者食用，对中老年腰酸腰痛、腿脚无力、小便频多者尤宜；此外，也适宜老年气管炎咳喘、内寒泄泻者食用。

忌：糖尿病患者、婴幼儿、消化不良者、风湿病患者不宜多食。

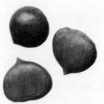

◆ 推荐菜品

栗子鸡

| 原料 |

仔鸡半只，板栗225克，葱75克，胡萝卜少许，香菇6朵，姜片适量，姜汁、白

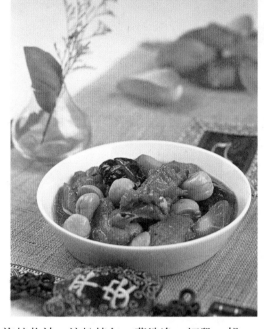

糖、胡椒粉、盐、老抽、生抽、冰糖、植物油、水淀粉、淀粉各适量。

|做法|

1 鸡洗净斩块，用适量姜汁、白糖、胡椒粉、盐腌渍1小时，滑油后捞出沥干备用。

2 板栗去皮；香菇浸软去蒂切条，用少许植物油、淀粉拌匀；葱洗净，切段；胡萝卜洗净，切块。

3 锅烧至五成热，放入适量植物油，爆香姜片，放入部分葱段，再放入香菇条略炒，盛碟上，再将栗子放入，加入适量胡椒粉、生抽、老抽搅匀，用慢火煮20分钟，再放入香菇条、鸡块、冰糖，用小火煮10分钟。放入胡萝卜块，用水淀粉勾芡，撒上葱段即可。

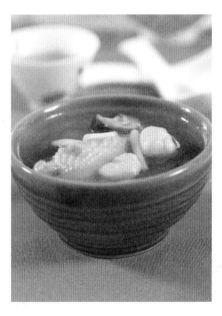

栗子煲鸡翅

|原料|

鸡翅150克，板栗80克，鲜香菇2朵，葱段、姜片、盐、料酒各适量。

|做法|

1 将鸡翅洗净，焯烫，捞出沥干；板栗去壳及内皮，洗净；鲜香菇洗净，去蒂，切片，备用。

2 砂锅置火上，倒入适量清水，放入鸡翅、板栗煮沸，撇去浮沫，加入香菇片、葱段、姜片煮沸，改用小火炖约40分钟，加入盐、料酒调味即可。

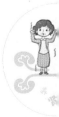

杜仲——主治肾虚、腰腿痛

　　杜仲味甘、温，归肝、肾经，有补肝肾、强筋骨、安胎之功能，对腰膝酸软、足膝痿弱、阴下湿痒、胎动不安、高血压等有很好的疗效。

　　杜仲的组织中含有杜仲胶，会影响消化。若将杜仲打成粉后用开水冲服的话，无法去除杜仲胶，因为杜仲胶不溶于水。选择用杜仲皮来煎汤或是炒菜能有效地将杜仲胶隔离开来。

● 食用宜忌

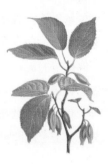

　　宜：中老年人肾气不足、腰膝酸痛、腿脚软弱无力、小便余沥者；妇女体质虚弱、肾气不固、胎漏欲坠及习惯性流产者；小儿麻痹后遗症、小儿行走过迟、两下肢无力者，以及高血压者宜食。

　　忌：杜仲为温补之品，阴虚火旺者应慎用。

◆ 推荐菜品

杜仲炒腰花

| 原料 |

猪腰花250克，杜仲12克，料酒8毫升，豆粉10克，盐3克，白砂糖、胡椒各2克，葱5克，姜、蒜各4克，味精1克，植物油15毫升。

| 做法 |

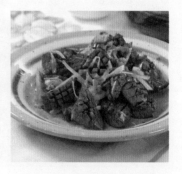

1　杜仲洗净，熬成浓汁30毫升，并与适量料酒、豆粉、盐、白砂糖拌入猪腰花内。

2　将植物油倒入铁锅内，用武火烧热，投入猪腰花、胡椒、葱、姜和蒜，不断翻炒，待腰花炒熟后，加味精调味即可。

枸杞杜仲鹧鸪汤

| 原料 |

鹧鸪1只，枸杞子20克，杜仲5克，马蹄8只，木耳5克，姜2片，猪瘦肉50克，盐、胡椒粉适量。

| 做法 |

1 鹧鸪、猪瘦肉洗净切块，放沸水中2分钟捞出，洗净待用；木耳用温水浸开，杜仲洗净。

2 把所有材料放入煲内煮沸，然后改用文火煲3小时，放入盐、胡椒粉即成。

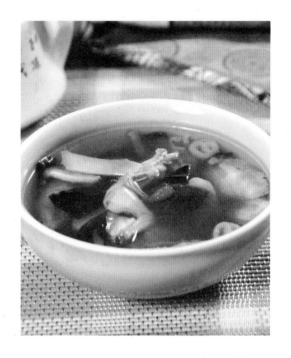

山药杜仲腰片汤

| 原料 |

山药鲜品50克（干品减半），杜仲6克，鲜猪腰2个，盐、鸡精、植物油、水淀粉各适量。

| 做法 |

1 猪腰洗净，去筋膜、臊腺，切片；用水淀粉略浆。

2 锅置火上，放少量植物油，待油烧热后，将腰片放油中爆一下即盛起。

3 杜仲加水煮20分钟，取汁备用。

4 山药去皮，洗净，加水煮熟后，加入杜仲汁及腰片煮沸，加盐、鸡精调味即可。

| 功效解析 |

山药补脾滋肝肾；杜仲补肾壮腰，强筋健骨；猪腰以脏补脏，补肾强身。本品对足膝酸软、腰背痛以及盗汗、小便频数等有辅助治疗作用。

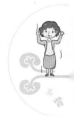

黄芪——补气升阳，养肝壮肾

黄芪味甘，性微温，归肺、脾、肝、肾经。有益卫固表、补气升阳、脱毒生肌、利水消肿之功效，用于治疗气虚乏力、食少便溏、中气下陷、久泻脱肛、自汗盗汗、血虚萎黄、气虚水肿、内热消渴等病症。

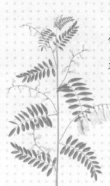

黄芪含皂苷、蔗糖、多糖、多种氨基酸、叶酸及硒、锌、铜等多种微量元素，有增强机体免疫力、保肝、利尿、抗衰老、抗应激、降压和抗菌的作用。但表实邪盛、气滞湿阻、食积停滞、痈疽初起或溃后热毒尚盛等实证及阴虚阳亢者禁服。需要注意的是，黄芪易受潮、发霉和虫蛀，应置于通风干燥处，并经常检查。少量黄芪可放冰箱冷藏保存。

● **食用宜忌**

实证及阴虚阳盛者禁服。尤其是高热、烦渴、便秘等患者禁服。孕妇不宜长期服用。

◆ **推荐菜品**

芪苓鲤鱼汤

|原料|

黄芪50克，茯苓30克，鲤鱼1尾，生姜、盐各适量。

|做法|

1 鲤鱼洗净，黄芪、茯苓以纱布包扎，加水同煮。

2 以生姜、盐调味，饮汤吃鱼。

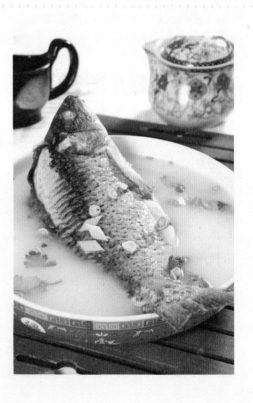

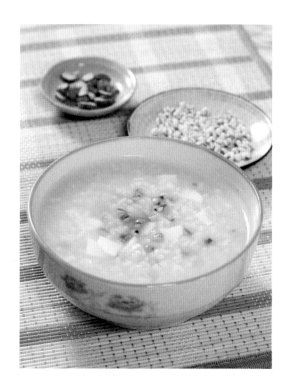

黄芪山药粥

| 原料 |

黄芪30克，山药、薏米各60克，盐、味精各适量。

| 做法 |

1 黄芪洗净，切片，加水煎汁，去渣取汁500毫升；山药洗净，切片备用。

2 将薏米放入黄芪汁中煮至粥将熟时，放入山药片，继续煮至粥熟，加入盐、味精调味即可。

黄芪瘦肉汤

| 原料 |

黄芪50克，红枣10颗，槐花10克，附片6克，猪瘦肉150克，生姜6克，盐、花椒、大蒜、葱段、酱油、味精各适量。

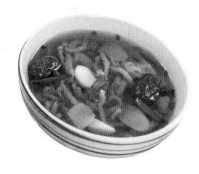

| 做法 |

1 将猪瘦肉去筋膜，洗净切丝；黄芪、红枣、槐花、附片用纱布包好，与猪瘦肉、生姜、花椒、大蒜、葱段一同放入砂锅内，加适量清水煮。

2 先用武火烧沸，转文火炖至熟烂后，加入盐、酱油、味精调味即可。

| 功效解析 |

附片温肾补虚；黄芪健脾益气、止血消肿。二者入膳，能提高机体免疫力。

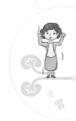

骨碎补——补肾强骨

骨碎补味苦性温，归肾、肝经。有补肾强骨、活血化瘀、续伤止痛的功效。尤其适用于肾虚腰痛、耳鸣耳聋、跌扑闪挫、筋骨折伤，外治斑秃、白癜风等症。

● 食用宜忌

阴虚及无瘀血者慎服，骨碎补忌与羊肉、羊血、芸薹菜同食。

▶ 推荐菜品

猪骨骨碎补汤

| 原料 |

骨碎补36克，牛膝16克，赤芍12克，猪骨250克。

| 做法 |

煎服。每日1剂，分2次服用。

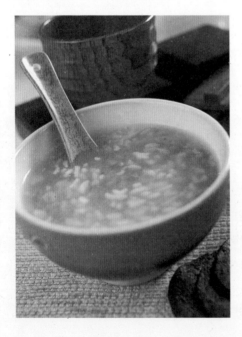

骨碎补粳米粥

| 原料 |

粳米100克，骨碎补12克，干姜、山茱萸各10克。

| 做法 |

1 将骨碎补、山茱萸、干姜用水煎约30分钟，去渣留汁备用。

2 粳米放入药汁内，再加适量清水煮至成粥即可。

| 功效解析 |

本品有温阳益气之功效，适于中老年关节炎患者食用，常用于关节疼痛、屈伸不利、遇寒痛增等症。

女贞子——对抗阴虚内热的"狙击手"

女贞子，又称女贞实、冬青子，是木犀科女贞属植物女贞的果实。其外果皮薄，中果皮较松软，易剥离，内果皮木质，黄棕色。

女贞子紫黑色，油性，无臭，味甘、微苦涩。归肝、肾二经，具有补益肝肾、清虚热、明目之功效，主治腰膝酸软、遗精、耳鸣、须发早白、头昏目眩等病症。女贞子的形状与人肾的形状差不多，按照以形补形的理论，女贞子对各类肾病有很好的疗效。

● 食用宜忌

宜：肝肾阴虚、腰酸耳鸣、须发早白、胃病及痛风患者宜用。

忌：脾胃虚寒、泄泻及阳虚者忌服。

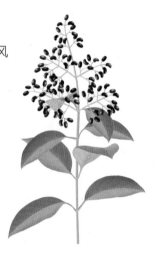

◆ 推荐菜品

回春炖盅

| 原料 |

女贞子20克，桑葚子、枸杞子、红枣（干）各30克，柏子仁15克，菟丝子、覆盆子（干）各10克，鸡腰子40克，姜、葱、江米酒、盐各适量。

| 做法 |

1 药材稍冲洗后，加适量水煮开，改小火煮至汤汁剩100毫升时，去渣，取药汁备用；鸡腰子洗净，入开水焯烫，随即捞起，洗净沥干。

2 炖盅中放入红枣、鸡腰子、姜、葱、江米酒、盐及药汤，入锅盖上盖蒸透即可。

| 功效解析 |

此品具有养心安神、补肾益精的作用，适用于中老年人身体虚弱、腰膝酸痛、四肢冰冷、阳痿早泄、子宫虚寒等症。

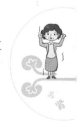

桑葚——补肾固精的圣果

桑葚,又叫桑果、桑枣,为桑科落叶乔木桑树的成熟果实,味甜汁多,是人们常食的水果之一。桑葚可入食,也可入药。中医认为桑葚味甘酸,性微寒,归心、肝、肾经,具有补血滋阴、养肾祛热、生津止渴、润肠燥等功效。对于阴血不足而致的头晕目眩、耳鸣心悸、烦躁失眠、腰膝酸软、须发早白、消渴口干、大便干结等症有很好疗效。

现代研究证实,桑葚果实中含有丰富的活性蛋白、维生素、胡萝卜素、矿物质等成分。桑葚入胃能补充胃液的缺乏,促进胃的消化功能;入肠能刺激肠黏膜,促进肠液分泌,增进胃肠蠕动,因而有补益强身之功效。常吃桑葚还能起到提高人体免疫力、促进造血细胞生长、抗癌、抗衰老、降血糖、降血脂等保健作用。此外,桑葚还具有美容养颜的功效。

一般成人均可食用桑葚。女性、中老年人及过度用眼者日常可适当多加食用。每年4～6月果实成熟时采收,洗净,去杂质,晒干或略蒸后晒干食用。每日20～30颗(30～50克)。夏天可饮用桑葚汁,不仅可补充体力,还可提高性生活质量。桑葚是很多治疗死精症的方剂的重要组成药物,男性常吃桑葚可补肝益肾,改善"生殖亚健康"。

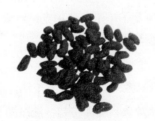

● **食用宜忌**

宜:肝肾阴血不足者,少年发白者,病后体虚、体弱、习惯性便秘者宜食。

忌:体虚便溏者不宜食用;儿童不宜大量食用,因为桑葚中的鞣酸会影响人体对铁、钙、锌等矿物质的吸收;糖尿病人忌食,未成熟的桑葚不能吃。

桑葚糯米粥

| 原料 |

桑葚30克（鲜者60克），糯米60克，冰糖适量。

| 做法 |

将桑葚、糯米同入锅中煮粥，待熟时调入冰糖服食，每日1剂。

| 功效解析 |

此粥可滋养肝肾，养血明目，适用于肝肾亏虚引起的头晕目眩、视力下降、耳鸣、腰膝酸软、须发早白及肠燥便秘等。

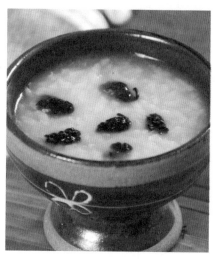

补骨脂壮骨餐

| 原料 |

补骨脂、菟丝子、旱莲草、五味子、枸杞子、地骨皮、芝麻、山茱萸、茯苓、桑葚、熟地黄各10克，黑豆500克，盐适量。

| 做法 |

1 先将黑豆温水泡30分钟备用。将上述药材装入纱布袋，扎口，放入锅内，加水煮，每半小时取汁1次，加水继续煮，连续取汁4次，合并药液，放入锅内。

2 倒入黑豆，加盐，煎熬至药液干涸。将黑豆暴晒至干即可食用。

桑葚地黄鸡

| 原料 |

桑葚、熟地黄各30克，紫草10克，红花、牡丹皮各5克，乌骨鸡1只（约1000克）。

| 做法 |

将原料中药材分别洗净，放入乌骨鸡腹腔里，清水煮至鸡肉熟烂。食肉喝汤。

| 功效解析 |

可治肾阴虚，血热引起的白发、脱发等。

赤小豆——利水除湿、消肿解毒

赤小豆为豆科植物，又称赤豆、红豆等。赤小豆味甘、酸，性平，有滋阴补肾、利水除湿、和血排脓、消肿解毒之功效。临床上能通利水道，使湿热下行而消肿，故可用于肾炎水肿、脚气水肿、轻度黄疸和泻痢、便血等症；因其外用可消血热之毒，故能治疗痈肿、疮毒之症。外科将其用于治疗皮肤红肿疼痛，常配合清热解毒的药品同用，亦取其下行利湿、行血消肿的作用。

赤小豆有利尿的作用，有助于增强心脏功能。平时容易疲劳、畏寒及下肢容易水肿的人吃赤小豆可消除水肿及疲劳。此外，甜味的赤小豆汤可以解除女性经期中的疲劳感。

● 选购窍门

赤小豆以粒紧、色紫赤者为佳。中药中另有一种红黑豆，系广东产的"相思子"，特点是半粒红半粒黑，酸温有毒，不可用于内服，注意鉴别，切勿误用。

● 食用宜忌

宜：赤小豆利水减肥，适用于肥胖性脂肪肝和高脂血症。如用于治疗水肿，因赤小豆性平缓，必须多用、连用，方可奏效。

忌：赤小豆久食则令人黑瘦结燥。阴虚而无湿热者及小便清长者忌食。胃胀闷者也不宜多吃。

◆ 推荐菜品

赤小豆煲排骨

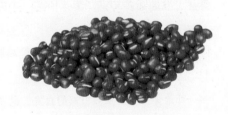

| 原料 |

赤小豆100克，排骨300克，盐适量。

| 做法 |

1 将赤小豆和排骨分别洗净，置于砂锅中，注入清水，武火烧沸。

2 约40分钟后，改文火再熬约2小时，至赤小豆起沙、排骨酥软为止，放入食盐调味即可食用。

| 功效解析 |

此粥可滋养肝肾，养血明目，适用于肝肾亏虚引起的头晕目眩、视力下降、耳鸣、腰膝酸软、须发早白及肠燥便秘等。

赤小豆鲤鱼汤

| 原料 |

鲤鱼1尾（以1000克为宜），赤小豆100克，陈皮、花椒、草果各7.5克。葱、姜、胡椒、盐、鸡汤各适量。

| 做法 |

1 将鲤鱼去鳞、鳃，抠去内脏，洗净；将赤小豆、陈皮、花椒、草果洗净，塞入鱼腹。

2 将鱼放入砂锅，另加葱、姜、胡椒、盐，灌入鸡汤，上笼蒸1.5小时左右，出笼即成。

赤小豆山药粥

| 原料 |

赤小豆20克，鲜山药30克，白糖适量。

| 做法 |

1 将赤小豆洗净，鲜山药去皮，切成薄片待用。

2 将赤小豆放锅内，加水适量，置武火上烧沸，再用文火熬煮至半熟，加入山药片、白糖，煮熟即成。

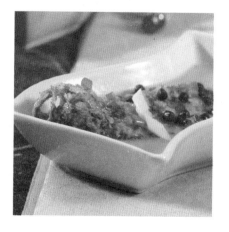

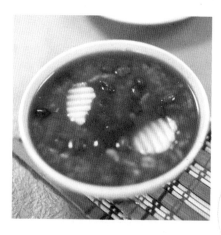

冬虫夏草——固精益气补命门

冬虫夏草是一种传统的名贵滋补中药材，与人参、鹿茸并列为三大滋补品。其药性温和，一年四季均可食用，老、少、病、弱、虚者皆宜。冬虫夏草味甘，性温，入肺、肾经，具有益精气、止咳化痰的功效。主治咯血、阳痿、遗精、腰膝酸痛、自汗、盗汗、痰饮喘嗽、病后久虚不复等症。

冬虫夏草既可用来泡酒、泡茶，也可以煎水、炖汤，做成药膳服食。例如有腰痛虚弱、梦遗滑精、阳痿早泄等症的人，可单用冬虫夏草2克，研末，空腹送服，每日早、晚各1次；也可用冬虫夏草5克，配川续断、杜仲等，煎汤饮服。

● 食用宜忌

宜：呼吸困难、肺纤维化、血管硬化、肝病、肾病、自汗、盗汗、肾气不足、阳痿遗精、失眠等患者。

忌：风湿性关节炎患者应减量服用；儿童、孕妇、哺乳期妇女，以及感冒发热、有实火、脑出血人群不宜吃。

▶ 推荐菜品

虫草苁蓉炖羊肉

| 原料 |

冬虫夏草、枸杞子、肉苁蓉各10克，羊肉100克，生姜2片，盐适量。

| 做法 |

1 羊肉放开水锅中煮5分钟，取出洗净，冬虫夏草、枸杞子、肉苁蓉分别用清水洗净。

2 除盐外全部用料放入炖盅，加水适量，盖好，炖3小时，加盐调味。

| 功效解析 |

此汤可滋养肝肾，养血明目，适用于肝肾亏虚引起的头晕目眩、视力下降、耳鸣、腰膝酸软、须发早白及肠燥便秘等。

阿胶——补血益肾的良品

阿胶别名驴皮胶、东阿胶等，是驴皮去毛后熬制而成的黑色胶块。全国各地均产，以山东、浙江等地产量为多。因山东省东阿县的产品最著名，故名"阿胶"。

阿胶味甘，性平，归肺、肝、肾经。阿胶是补益心肝阴血的佳品，单用就有很好的疗效。取其滋补心血之效，可用于心血虚证；取其滋补肝血之效，可用于肝血虚证，如缺铁性贫血、再生障碍性贫血等。还可用于肝肾不足所致的胎动不安、胎漏下血、先兆流产、习惯性流产等。阿胶还常用作病后调理的补品。此外，阿胶富含胶原蛋白，有利于保持皮肤弹性，所以阿胶还是女性护肤美容的佳品。

● 选购窍门

阿胶的选购以表面黑褐色、平滑而有光泽、碎片对光照视显琥珀色、半透明状、质坚脆易碎、不发软黏者为佳。

● 食用宜忌

宜：有心血虚证、肝血虚证等贫血症状者宜食。

忌：脾胃虚弱、消化不良者慎用。

◆ 推荐菜品

莲子桂圆阿胶粥

| 原料 |

莲子30克，桂圆30克，阿胶15克，红枣10枚，糯米150克，红糖适量。

| 做法 |

1 将莲子、桂圆用水浸泡30分钟后与糯米、红枣一同放入锅内。

2 加适量清水煮至粥熟时，再将阿胶、红糖放入粥中，稍煮片刻即可食用。

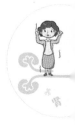

鹿茸——温肾壮阳的良药

鹿茸性温，味甘、咸，归肾、肝经。《药性论》中称鹿茸："主补男子腰肾虚冷，脚膝无力，梦交，精溢自出；女人崩中漏血。炙末空心温酒服方寸匕。又主赤白带下，入散用。"实际生活中，我们也常将鹿茸作为主治肾虚、头晕、耳聋、目暗、阳痿、滑精、宫冷不孕、羸瘦、神疲、畏寒、腰脊冷痛、筋骨酸软、崩漏带下、阴疽不敛及久病虚损等症的良药。

使用鹿茸时要注意：要从小剂量开始，缓缓增加，不要一次性服用过多。阴虚内热、肝阳上亢者，最好不要服用鹿茸，否则会加重上火的程度。

● 食用宜忌

宜：肾虚腰冷、阳痿早泄、头晕目眩、面色萎黄、畏寒乏力者宜食。

忌：阴虚而五心烦热、发热畏寒、咳嗽多痰、高血压、小便黄赤、咽喉干燥或干痛、血热者忌食。

▶ 推荐菜品

鹿茸炖鸡

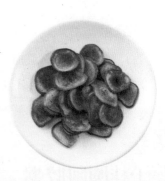

| 原料 |

鸡1000克，鹿茸25克，黄酒5毫升，盐3克。

| 做法 |

1 将鸡洗净放入沸水中，大火煮3分钟，取出洗净。

2 将鸡、鹿茸、黄酒放入器皿内，加入沸水1000毫升，中火煮40分钟。食用时放盐调味即可。

| 功效解析 |

此品对营养不良、畏寒怕冷、乏力疲劳、月经不调、贫血、虚弱等有很好的食疗作用。

生地黄——滋阴补肾的首选中药

生地黄，为玄参科植物地黄的块根。生地黄包括鲜地黄、干地黄两种，其气味都是甘苦而寒，常用于清热凉血、滋阴生津。对于热伤阴液以及血热妄行、月经因热而不调者，均可应用，但也有一定的区别。

干地黄甘重于苦，偏于滋阴养血，多用于阴虚阳亢、血虚化燥、心烦内热以及月经不调等症；鲜地黄苦重于甘，性大寒，偏于清热凉血，多用于邪热深入营血的舌绛口渴及鼻出血、发斑等血热炽盛之症。所以热病在大热时期用鲜地黄好，若至后期，阴液已损，宜用干地黄。

用生地黄对身体进行调理时，配阿胶可清热降火，配黄柏可养阴清热，配桂枝可滋阴养血，配牛膝可滋阴补肾，配乌梅可清热养阴。

● 食用宜忌

宜：温热病后期、发热不退、糖尿病、心火偏亢之心烦、失眠等症。

忌：脾胃有湿邪及阳虚、胸膈多痰者忌服。

▶ 推荐菜品

生地黄粥

| 原料 |

生地黄50克，粳米120克，冰糖适量。

| 做法 |

将洗净后的生地黄煎成汁，然后与粳米一起加水共煮，待水沸腾后加冰糖熬煮即可。每日2次，早晚各1次。

| 功效解析 |

此粥适用于血热崩漏、阴液耗伤、高热心烦者。

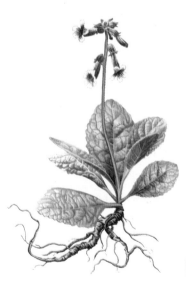

锁阳——补阳不伤阴的"不老药"

锁阳，又名不老药，别名地毛球、锈铁棒、锁严子，是一种寄生植物，多寄生于白刺的根部。锁阳是冬生夏枯之品，生长之处地不封冻，落雪即融。由于锁阳对生长环境要求苛刻，所以很稀少，历史上一直被作为进贡朝廷的名贵中药。

锁阳味甘，性温，无毒，归脾、肾、大肠经。其名源于药用功效——"锁住阳气，长盛不衰"，故锁阳能补肾润肠，治阳痿、尿血，是大补阴气、益精血、利大便、治痿弱之佳品。

锁阳在补肾助阳方面有很好的疗效，但它不同于其他的补肾药。锁阳具有补阴扶阳、虚实兼治、男女通用的特征，能够调节阴阳平衡，阴虚补阴，阳虚扶阳，遇虚则补，逢实则泻，因此适用范围非常广，可用于肾阳虚、肾阴虚或者阴阳两亏所引发的各类病症。

● 食用宜忌

宜：阳痿、尿血、血枯、便秘、腰膝痿弱者宜食。

忌：锁阳具有较强的促性腺成熟的作用，所以未成年人不宜食用。

◆推荐菜品

锁阳粥

| 原料 |

锁阳30克，粳米适量。

| 做法 |

粳米与锁阳共煮，粥成后拣出锁阳。

| 功效解析 |

本品有壮阳固精、养血强筋之功效。适用于遗精、大便燥结等症。

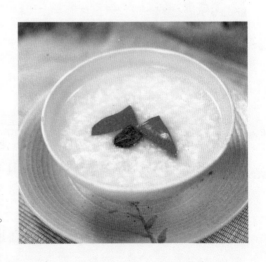

肉苁蓉——滋肾气，养命门

肉苁蓉性温，味甘、咸，入肾、大肠经。入肾经则补肾壮阳，益精补血；入大肠经则能润燥通便。肉苁蓉温而不燥，滑而不泄，具有极高的药用价值，是历代补肾壮阳类处方中使用频度最高的补益药物之一。

我们知道，肾脏功能好，头发就会乌黑、浓密、有光泽。如果肾虚气血不足的话，头发就不能得到很好的滋养，会出现早生白发、脱发及头发稀疏细软、干燥、无光泽、无弹性、容易开叉断裂等问题。这种情况下用肉苁蓉配其他补益肝肾药就能起到乌发、润发的作用。

● 食用宜忌

宜：月经不调、不孕、四肢不温、腰膝酸痛的女性及体质虚弱的老年人。高血压患者、便秘者宜食。

忌：相火偏旺、胃弱便溏、实热便结者禁服。

◆推荐菜品

苁蓉羊肉粥

| 原料 |

肉苁蓉15克，羊肉、粳米各100克，盐、葱、生姜各适量。

| 做法 |

1 将肉苁蓉放入砂锅内，加水适量，煮沸30分钟，去渣留汁。

2 加入羊肉、粳米、盐、葱、生姜，用大火煮沸后，改用小火熬35分钟。可做早、晚餐食用。

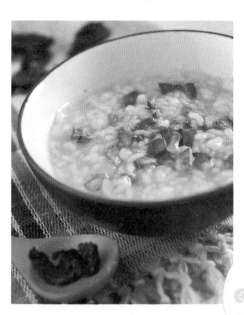

肉苁蓉海参鸽蛋

| 原料 |

肉苁蓉15克，水发海参2只，熟鸽蛋8个，猪油50克，花生油、葱段、姜片、鸡汤、黄酒、酱油、盐、味精、淀粉、水淀粉各适量。

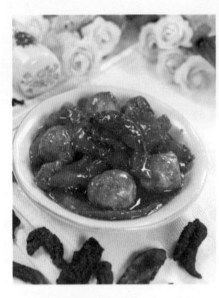

| 做法 |

1 将海参内壁膜撕干净，放入鸡汤内氽一下，捞出，用刀在腔壁剖菱形花刀；熟鸽蛋剥去壳；肉苁蓉加水煎1小时，取汁备用。

2 将鸽蛋裹满淀粉，放入烧热的花生油锅内，炸至表皮呈黄色捞出。

3 锅内放猪油烧热，煸香葱段、姜片，加鸡汤稍煮，再加酱油、黄酒、海参烧沸后，转文火煮40分钟，加鸽蛋、肉苁蓉汁，煨10分钟，盛盘中。

4 将锅内汤汁武火烧沸后，加盐、味精调味，用水淀粉勾芡，浇在海参和鸽蛋上即可。

苁蓉鸡丝汤

| 原料 |

肉苁蓉20克，生姜少许，鸡肉250克，红枣2颗，玉米粒100克，盐少许。

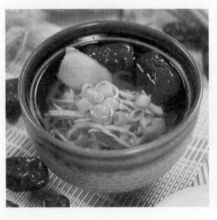

| 做法 |

1 鸡肉洗干净；肉苁蓉用清水洗干净，切片；玉米粒用清水洗干净；生姜用清水洗干净，刮去姜皮，切片；红枣用清水洗干净，去核。

2 将以上材料一起放入砂锅内，加入适量清水，中火炖3小时，加入少许盐调味即可。

| 功效解析 |

本品补肾壮阳，对肾虚引起的阳痿、遗精有疗效。

鳖甲——退热除蒸的补肾良药

鳖俗称甲鱼、团鱼等，药用价值极高，是一种备受推崇的食疗滋补佳品。鳖甲就是鳖的背甲，为传统中药材。鳖甲味咸，性寒，归肝、肾经，有滋阴清热、软坚散结、退热除蒸的功效。《本草新编》中称："鳖甲善能攻坚，又不损气，阴阳上下有瘀滞不除者皆宜用之。"

很多老百姓常常将鳖甲与龟甲混淆，这两味药都是滋养肝阴、肾阴的良药，但鳖甲长于退热除蒸，龟甲长于滋肾，在日常使用时要有所区别。

● 食用宜忌

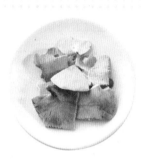

宜：阴虚发热、劳热骨蒸、虚风内动、经闭者。

忌：脾胃虚寒、食少便溏者及孕妇禁服。

◆ 推荐菜品

鳖甲炖乳鸽

| 原料 |

鳖甲30克，乳鸽200克，盐、味精、酱油、料酒、葱段、姜片各少许。

| 做法 |

将鳖甲敲碎后放入乳鸽腹中，然后加调料炖制即可。

红枣鳖甲汤

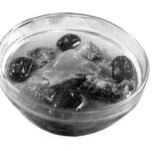

| 原料 |

鳖甲25克，红枣（干）25克，白砂糖10克，醋5毫升。

| 做法 |

1 鳖甲拍碎，红枣洗净。鳖甲、红枣放入锅中，加入500毫升水。

2 小火慢炖1小时；再加入白砂糖、醋稍炖即可。

首乌黑豆炖鳖汤

| 原料 |

首乌30克，黑豆60克，鳖1只，红枣3颗，生姜3片，盐、鸡精、植物油各适量。

| 做法 |

1 将鳖洗净去内脏，切块，放入五成热的油锅中略炒。

2 鳖块同黑豆、首乌、红枣、生姜片一起放进炖锅内，加适量水炖1小时，加盐、鸡精调味即可。

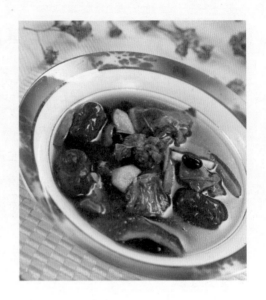

| 功效解析 |

首乌有补精血、益肝肾之功效。药理研究证明，首乌能阻止胆固醇在体内沉积，防治动脉粥样硬化。黑豆可治高血压、胆固醇增高症。鳖能滋阴补益肝肾，散结消肿。

参麦鳖汤

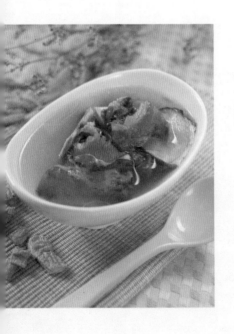

| 原料 |

净鲜鳖1只（500克），党参、麦冬各10克，生姜5克，瘦火腿（切片）50克，鸡汤100毫升，葱、料酒、盐各适量。

| 做法 |

1 将鳖放入水中煮沸，转小火炖30分钟。

2 取出鳖撕去黄油，剔除背壳、腹甲及四肢粗骨，切成2厘米小方块，置入碗内。

3 将党参、麦冬煎汁浓缩至50毫升，与鸡汤、葱、生姜、火腿片、盐、料酒一起加入碗内，放入笼屉中蒸至鳖肉烂熟即可。

山茱萸——收敛元气可养神

山茱萸，是中医名贵中药材。它以补力平和，壮阳而不助火，滋阴而不腻膈，收敛而不留邪等特殊功效被历代医家所喜用。

山茱萸有固涩收敛作用，包括敛尿、敛精、敛带、敛便、敛汗等。在生活中常有一些老年人在打喷嚏、咳嗽或者大笑时，就会有尿液不由自主地溢出，这种情况就是老年性尿失禁。之所以会出现这种情况，主要是因为人的肾气随着年龄的增长日益虚弱，引起中气下陷所致。虽然发病的部位在膀胱，却涉及脾、肺、肾及肝。所以，在治疗时要以补益肾气、提升中气为主。山茱萸在补益肾气、固涩收敛方面就可发挥很好的作用。

● 食用宜忌

宜：用于肝肾不足、头晕目眩、耳鸣腰酸、遗精遗尿、小便频数及虚汗不止等症。

忌：阴虚火旺、大便不畅、腹胀气、里急后重、小便淋涩、强阳不痿者，不宜使用山茱萸进行收涩。

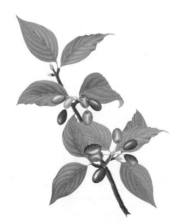

▶推荐菜品

山茱萸粥

| 原料 |
山茱萸肉15克，粳米60克，白糖适量。

| 做法 |
1 将山茱萸肉洗净，去核，与粳米同入砂锅煮成粥。
2 待粥将熟时，加入白糖，稍煮即成。早晚各食1次。

| 功效解析 |
此粥有补益肝肾、涩精敛汗的功效。对于肝肾不足引起的头晕目眩、耳鸣腰酸、遗精遗尿等有很好的作用。

金樱子——补肾固精，善治遗尿

金樱子，蔷薇科植物金樱子的干燥成熟果实。味酸涩，性温平，入肾、大肠二经。有固精涩肠、缩尿止泻的功效。适用于滑精、早泄、遗精、遗尿、尿频、脾虚泻痢、肺虚喘咳、盗汗、自汗、崩漏、带多、白浊等症。

金樱子在止泻方面也有很好的疗效。人体内清气上升，浊气才会下降，这样大小便才能正常。如果脾肾虚弱导致清气不升而下陷，便会引起腹泻。持久的泄泻会消耗元气，金樱子的涩味能收敛这些耗散的气，并防止进一步损耗，从而使久泻得到控制。

● 食用宜忌

宜：小便频数、脾虚泻痢、肺虚喘咳、自汗盗汗、崩漏带下者宜食。

忌：有实火、邪热者忌用，因其有收敛的特性，食用金樱子时不宜食黄瓜和猪肝。

金樱子炖鳖汤

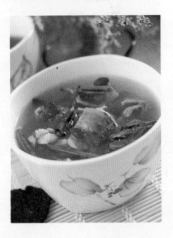

| 原料 |

金樱子15克，熟地黄、地骨皮各20克，鳖1只，生姜、葱、盐、料酒各适量。

| 做法 |

1 将鳖宰杀后洗净，剁成小块；金樱子、熟地黄、地骨皮用纱布包好，与鳖共放入炖锅中。

2 加入调味料及适量水，用小火炖至鳖烂熟即可。

| 功效解析 |

补肝益肾，适用于阴虚火旺型带下者。

菟丝子——通补肝、肾的"长寿药"

菟丝子，为旋花科植物菟丝子的成熟种子。菟丝子性微温，味甘，归肝、脾、肾经，柔润多液，不温不燥，补而不腻，是一味平补阴阳的药物。

菟丝子在补养肝肾、益精明目、健脾止泻、延年益寿等方面有很好的功效。主治肾亏腰痛、阳痿、遗精、小便频数、白带过多或两眼昏花及脾虚腹泻等症。

菟丝子与鹿茸、枸杞子、附子、巴戟天等配伍使用能温肾阳，与山茱萸、熟地黄、五味子等配伍使用可滋肾阴，与车前子、熟地黄、枸杞子配伍使用可以滋肾养肝明目，与茯苓、石莲子、山药配伍使用可以健脾止泻。

● 食用宜忌

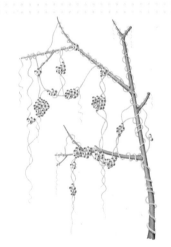

宜：有肝肾不足的腰膝酸痛、腿脚软弱无力、阳痿遗精、呓语、小便频数、视物不清、耳鸣耳聋，以及妇女带下、习惯性流产等症者宜食。

忌：阴虚火旺、大便秘结、小便短赤者不宜服用。

◆推荐菜品

菟丝子蒸肝羹

|原料|

菟丝子20克，猪肝500克，鸡蛋1个，盐、味精、料酒、白糖、酱油、姜片各适量。

|做法|

1 菟丝子炒香，研成细粉；猪肝洗净，切片。将猪肝片放碗内，加入调料腌渍1小时。

2 将猪肝片捞起，放入蒸碗内，加入菟丝子粉，上笼蒸30分钟即成。

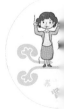

人参——滋阴补肾，益气生血

人参味甘、微苦，性平、微温，归脾、肺经。有大补元气、复脉固脱、补脾益肺、生津止渴、安神益智之功效。可用于治疗劳伤虚损、食少倦怠、反胃吐食、大便滑泄、虚咳喘促、惊悸、健忘、眩晕头痛、阳痿、尿频、妇女崩漏、小儿慢惊及久虚不复等一切气血津液不足之症。

●食用宜忌

宜：气虚欲脱、脾胃虚弱、肺气不足、内热消渴、失眠健忘者宜食。

忌：实热证者忌用。无论是煎服还是炖服，忌用五金炊具。服用人参后，忌饮茶，忌食萝卜。

◆推荐菜品

人参乌鸡汤

| 原料 |

人参10克，净乌鸡1只，冬虫夏草5克，盐、味精、料酒、葱段、姜片、清汤各适量。

| 做法 |

1 将乌鸡用沸水汆一下，除去血污；冬虫夏草洗净，用温水浸泡。

2 取砂锅，放入乌鸡、人参、冬虫夏草及浸泡虫草的汁，加入料酒、葱段、姜片和清汤，大火烧沸后，转小火煲2小时，加入盐、味精调味即可。

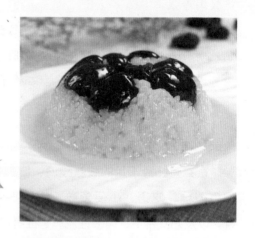

参枣米饭

| 原料 |

人参3克，红枣20克，糯米250克，白糖适量。

| 做法 |

1 将人参、红枣泡发，再将人参、红枣置砂锅内煮30分钟以上，捞出人参、红枣，药液待用。

2 糯米置于碗中，隔水蒸熟后扣于盘中，将参枣放于米饭上，药液加白糖浓煎后，倒在摆放好的参枣米饭上。

沙苑子——补肾固精，调理肝肾两虚

沙苑子，又名蔓黄芪、夏黄芪，为豆科植物扁茎黄芪的干燥成熟种子。生于山野、路旁，多栽培。主产于陕西、辽宁、河北、甘肃、吉林等地。

沙苑子性温，味甘、苦，归肾、肝二经。沙苑子有补肝益肾、明目固精的功效，主要用于治疗肝肾不足、腰膝酸痛、目昏、遗精早泄、小便频数、遗尿、尿血、白带异常等症。

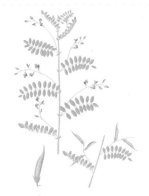

● 食用宜忌

宜：老少皆宜，大多数人可以服用。

忌：阴虚火旺及小便不利者忌服，相火偏旺之遗精、膀胱湿热之淋浊、阳强易举者忌服。

◆ 推荐菜品

沙苑子茶

| 原料 |

沙苑子15克，绿茶3克。

| 做法 |

沙苑子、绿茶一同放入茶杯内，用沸水冲泡，15分钟后即可饮用。

沙苑菟丝鳖汤

| 原料 |

鳖1000克，菟丝子、沙苑子各30克，菜油、生姜片、盐各适量。

| 做法 |

1 沙苑子、菟丝子洗净，滤干备用；将鳖肉切成大块。将菜油放入锅中，用武火烧热，先入生姜片，随即倒入鳖肉块，翻炒5分钟后，加入少许冷水，再焖5分钟，盛入砂锅内。

2 将沙苑子、菟丝子装入纱布内，扎紧袋口，放入砂锅，加冷水适量，用武火烧煮沸后，改用文火慢炖1小时，放入盐，再炖30分钟即成。

| 功效解析 |

此品有补肾阳、益精血之功效，适用于治肾虚精衰、性欲减退、阳痿、遗精等症状。

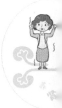

黄精——养阴补气，主治精血不足

　　黄精味甘，性平，归肺、脾、肾经。有补气养阴、健脾、润肺、益肾之功效。对于辅助治疗脾胃虚弱、体倦乏力、口干食少、肺虚燥咳、精血不足、糖尿病等有很好的疗效。

● 食用宜忌

　　宜：虚损寒热、肺痨咯血及病后体虚食少、筋骨软弱、风湿疼痛、风癞癣疾者宜食。

　　忌：中寒泄泻、痰湿痞满气滞者忌服。

◆ 推荐菜品

黄精人参蛋

| 原料 |

人参片2克，黄精3克，熟鹌鹑蛋10个，盐、白糖、鸡精、植物油、料酒、水淀粉、高汤、葱末、姜末、酱油、醋各适量。

| 做法 |

1 人参片放瓷碗中加少量水蒸两次，取药汁；黄精放入砂锅中，加少量水煎两遍取其滤液，浓缩，与人参液合为300毫升；熟鹌鹑蛋去壳，5个用药汁、盐、鸡精腌渍15分钟，另5个用热油炸成金黄色。

2 另取小碗将高汤、白糖、盐、酱油、鸡精、醋、药汁、料酒、水淀粉对成汁；另起油锅，用葱末、姜末炝锅，将炸好的鹌鹑蛋同料汁入锅，煮沸即可。

黄精粥

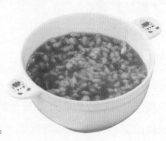

| 原料 |

黄精30克，粳米50克。

| 做法 |

先将黄精洗净切碎，与粳米同煮做粥。供每日早餐。

黄精黑豆汤禾

| 原料 |

干黄精、黑豆各30克，蜂蜜适量。

| 做法 |

1 把黄精、黑豆分别洗净，入清水中浸泡10分钟，备用。

2 将上述材料倒入砂锅内，加适量水，用小火慢炖2小时，倒入碗内，凉至温热时调入蜂蜜即可。

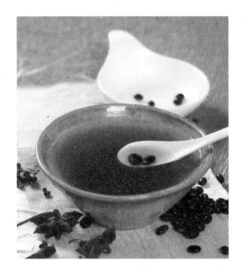

黄精炖猪瘦肉

| 原料 |

黄精50克、猪瘦肉200克，葱、姜、料酒、盐、鸡精各适量。

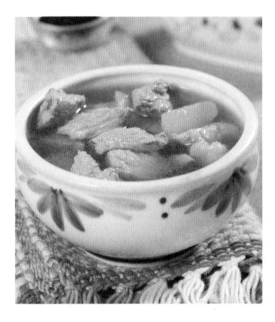

| 做法 |

1 将黄精、猪瘦肉洗净，分别切成小块；葱洗净切段；姜洗净切片备用。

2 将黄精块和猪肉块放入砂锅内，加适量水，放入葱段、姜片、料酒隔水炖3小时至熟，加盐、鸡精搅拌均匀稍炖即可。

| 功效解析 |

本品养脾阴，益心肺。黄精补气、养阴、健脾、润肺、益肾；用于脾胃虚弱、体倦乏力、口干食少、肺虚燥咳、精血不足、内热消渴。

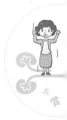

枸杞子——滋补肝肾，益精明目

枸杞子，为茄科植物枸杞的干燥成熟果实。生于沟崖、山坡或水渠边等处，野生和栽培均有。分布于我国华北、西北等地，其他地区也有栽培。

枸杞子味甘，性平，归肝、肾、肺经。有滋补肝肾、益精明目之功效。常用于治疗虚劳精亏、腰膝酸痛、眩晕耳鸣、内热消渴等症。此外枸杞子具有调节机体免疫功能、抑制肿瘤生长、延缓衰老、抗脂肪肝、调节血脂和血糖、促进造血功能等多方面的作用。

● 食用宜忌

宜：头晕耳鸣、遗精不孕、视力减退、体质虚弱者宜食。

忌：外邪实热、脾虚有湿及泄泻者忌服。

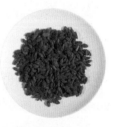

◆ 推荐菜品

鱼油枸杞煲羊肝

| 原料 |

羊肝400克，枸杞子、怀山药、精炼深海鱼油、盐、味精、鸡精、胡椒粉、黄酒、葱、姜、高汤各适量。

| 做法 |

1 羊肝去膜，漂去血水，切片，氽烫至断生。

2 羊肝入锅，加精炼深海鱼油煸炒，加调料、枸杞子、怀山药煲至熟透。

| 功效解析 |

此品有养肝明目之功效，适用于目昏不明等症。

枸杞苁蓉养生汤

| 原料 |

牛鞭1根，鸡腰150克，肉苁蓉、枸杞子、高汤、盐、味精、鸡精、胡椒粉各适量。

| 做法 |

1 牛鞭、鸡腰分别氽烫，改刀；肉苁蓉、枸杞子焯水，煲入味。

2 将以上原料放入高汤中炖约1小时，调味即可。

| 功效解析 |

此品有滋补肝肾之功效，适用于肾阳虚引起的腰膝酸软、月经不调等。

腰花枸杞粥

| 原料 |

粳米50克，猪腰100克，枸杞子6克，葱末10克，姜末5克，盐、味精各2克，黄酒15毫升，五香粉1克。

| 做法 |

1 将猪腰一剖为二，剔尽内面筋膜，在正面划出交叉花刀后切成小块，漂洗干净，浸泡在水中数小时，再放入沸水中焯烫，捞出备用。

2 将粳米淘洗干净，加3杯水用小火熬成粥。

3 加入腰花、黄酒、五香粉、枸杞子，葱末、姜末、盐、味精，煮沸即可食用。

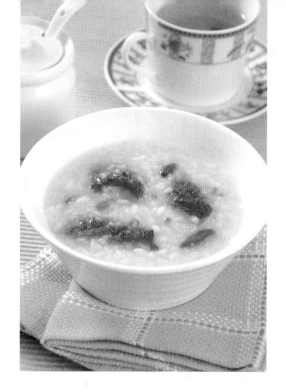

枸杞烧牛肉

| 原料 |

枸杞子20克，牛肉300克，白菜150克，料酒、酱油、姜、葱各10克，盐4克，白糖、味精各3克，高汤300毫升，植物油50毫升。

1 将枸杞子洗净；牛肉洗净，切4厘米见方的块；白菜洗净，用盐、味精煮熟，沥干水分，摆在盘子周围；姜洗净切片，葱洗净切段。

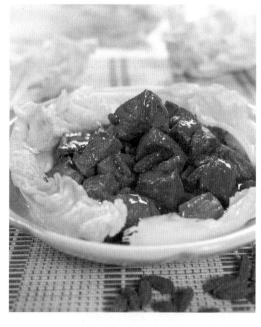

2 将炒锅置武火上烧热，加入植物油，烧至六成热，下入葱段、姜片爆香，再加入牛肉块、料酒、酱油、白糖、高汤烧熟。

3 放入枸杞子、盐、味精炒匀，盛入装有白菜的盘子中间，上桌即可。

柏子仁——补肾养心，改善记忆力

　　柏子仁味甘，性平，归心、肾、大肠经。柏子仁有养心安神、润肠通便之功效。常用于治疗虚烦不眠、心悸怔忡、肠燥便秘等症。此外，柏子仁具有镇静、改善记忆力的作用。

●食用宜忌

　　宜：心神失养、惊悸恍惚、心慌、失眠、遗精、盗汗者宜食；老年人慢性便秘者宜食。

　　忌：大便溏薄、痰多者忌食。

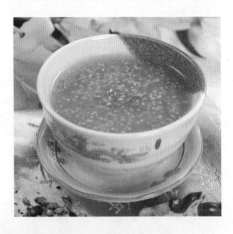

◆**推荐菜品**

柏子仁粥

| 原料 |

柏子仁15克，粳米100克，蜂蜜适量。

| 做法 |

1 将柏子仁去杂洗净，稍捣烂；将米洗净，与捣烂的柏子仁一起放入砂锅。

2 加适量水，煮粥，加蜂蜜调味即可。

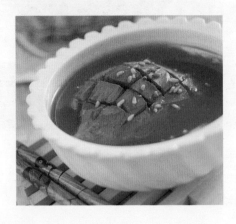

柏子仁炖猪心

| 原料 |

猪心500克，柏子仁15克。

| 做法 |

1 将猪心洗净，猪心外改花刀，用竹片剖开，将柏子仁放入猪心内，入砂锅。

2 加水适量，隔水炖熟，以猪心熟透为度。食猪心，喝汤。

五味子——补肾宁心，收敛固涩

五味子，植物五味子的干燥成熟果实，因"五味皮肉甘酸，核中辛苦，都有咸味"而得名。五味子的药用价值极高，中国药典将北五味子和南五味子按两个品种分别收载。五味子特指北五味子的干燥成熟果实，而南五味子特指华中五味子的干燥成熟果实。

五味子味甘、酸，性温，归肺、心、肾经。五味子有收敛固涩、益气生津、补肾宁心之功效，常用于治疗久咳虚喘、梦遗滑精、遗尿尿频、久泻不止、津伤口渴等病症。

此外五味子具有提高视力、增进听觉能力、提高人体免疫力，以及改善人的智力活动、提高工作效率等功效。

● 食用宜忌

宜：适宜盗汗者，心悸、多梦者，失眠者，遗精、滑精者食用。

忌：外有表邪、内有实热，或咳嗽初起、痧疹初发者忌服。

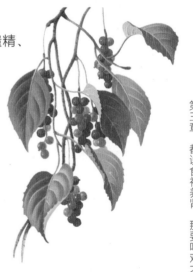

◆ 推荐菜品

五味子粥

| 原料 |

五味子10克，红枣10颗，冰糖适量，粳米100克。

| 做法 |

1 将五味子洗净，入砂锅，加200毫升水煎至100毫升，去渣取汁。

2 加入淘洗干净的粳米，加水用大火烧开，再转用小火熬稀粥。

海马——壮阳补肾的名贵中药

海马别名水马、马头鱼等，是海龙科动物线纹海马、刺海马、大海马、三斑海马或小海马的干燥体。主产于广东沿海的阳江、潮汕、海康、惠阳一带，以及山东烟台、青岛等地。

海马味甘，性温，归肝、肾经。海马的形体很有特点，"马头蛇尾瓦楞身"，因其头部酷似马头而得名，它是一种奇特而珍贵的海洋生物。海马擅长补肾壮阳，主要用于肾阳亏虚、性欲低下、阳痿不举、精冷质稀、遗精滑精、夜尿频数、精神萎靡、四肢无力。常与鹿茸、人参、熟地黄等配伍应用。

● 选购窍门

海马的选购以个大、色白、体完整、坚实、洁净者为佳。

● 食用宜忌

宜：有肾阳亏虚、性欲不振等症者宜食。

忌：孕妇及阴虚火旺、口干咽燥、手脚心热、两颧潮红者忌服。

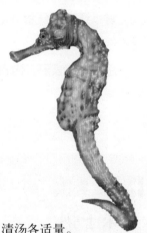

◆ 推荐菜品

海马童仔鸡

| 原料 |

海马10克，仔公鸡1只，料酒、盐、味精、葱段、姜片、清汤各适量。

| 做法 |

1 将仔公鸡宰杀后，除净毛、内脏、爪尖，入沸水锅氽一下，捞出洗净；将海马泡发洗净，放入鸡腹内。

2 将鸡放入锅内，加入适量清汤，放入料酒、盐、味精、葱段、姜片，煮沸后改为小火炖至鸡肉熟烂入味，出锅即成。

仙茅——补阳温肾的名药

仙茅性温，味辛，入肾、肝经。具有补肾助阳、益精血、强筋骨和祛寒湿的作用，主要用于肾阳不足、阳痿遗精、虚痨内伤和筋骨疼痛等病症。《本草正义》中说："仙茅是补阳温肾之专药，亦兼能祛除寒湿，与巴戟天、仙灵脾相类，而猛烈又过之。"

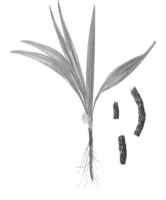

● 食用宜忌

宜：适宜阳痿精冷、小便失禁、筋骨冷痹、阳虚冷泻等症。

忌：阴虚火旺者忌服。

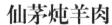
推荐菜品

仙茅鲜虾汤

| 原料 |

鲜虾250克，仙茅20克，姜末、盐各适量。

| 做法 |

1 将仙茅洗净，虾去壳、去肠，洗净备用。

2 将所有原料一起放入锅内，加适量清水中火煲1小时即成。

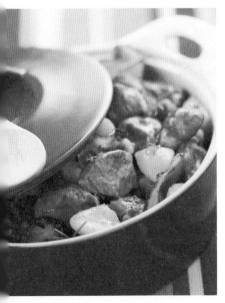

仙茅炖羊肉

| 原料 |

羊肉250克，仙茅、金樱子各15克，姜末、盐各适量。

| 做法 |

1 将仙茅、金樱子用纱布包好，与羊肉一起炖熟。

2 加入姜末、盐调味，喝汤吃肉。

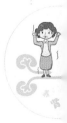

第三章　都说食补养肾，那要吃对才行

决明子——益肾明目，润肠通便

决明子，豆科一年生草本植物决明或小决明的干燥成熟种子。决明子生于村边、路旁和旷野等处，分布于我国长江以南各省区。

决明子味苦、甘，性凉，归肝、大肠经。决明子有清热明目，润肠通便之功效。经常用于治疗目赤涩痛、畏光多泪、头痛眩晕、目暗不明、大便秘结等病症，具有清肝火、祛风湿、益肾明目等功效。

● 食用宜忌

宜：头痛、眩晕、耳鸣耳聋、便秘、小便不利、水肿等患者。

忌：脾胃虚寒、脾虚泄泻及低血压者慎服。大便泄泻者忌服。

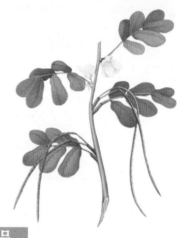

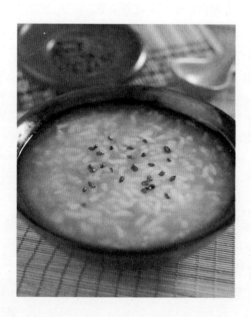

▶ 推荐菜品

菊花决明子粥

| 原料 |

菊花10克，决明子10～15克，粳米50克，冰糖适量。

| 做法 |

1 把决明子放入砂锅内炒至微香，取出，待凉后与菊花煎汁，去渣取汁，放入粳米煮粥。

2 粥将熟时，加入冰糖，再煮沸即可食用。每日1次，5～7日为1疗程。

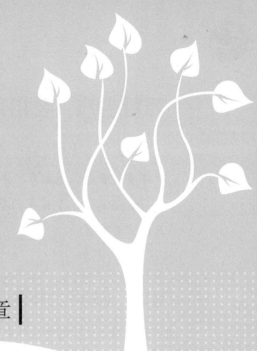

第四章

认真做好几件事，便可肾不虚、人不老

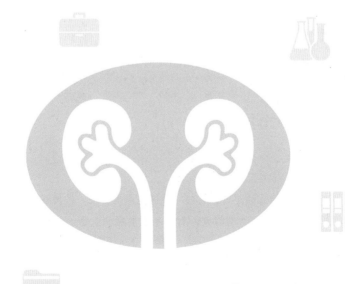

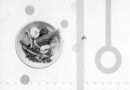

养肾古方，老祖宗留下的补肾疗法

古人十分了解肾的重要性，认为肾是人的先天之本，因而非常重视养肾，也积累了丰富的养肾经验。

这些流传了千百年的养肾古法，是古圣先人留给我们现代人的宝贵财富。

拉耳肾功，最轻松的补肾法

肾开窍于耳，如果肾中精气充足，听力就会比较好。若是肾精不足、肾气亏虚的话，就会出现头晕、耳鸣的症状。经常按摩耳朵，就会起到很好的健肾作用。经常按摩耳部的穴位，能够疏通经络气血，调理脏腑。按摩耳朵还有提神醒脑、增强记忆力、缓解疲劳的作用。那么，该怎么按摩耳朵呢？

● 鸣天鼓

鸣天鼓就是将双手搓热后，以劳宫穴处贴住耳孔，把两手放在后脑勺后的玉枕穴，把耳朵捂紧，左手在上，右手在下，用左手中指敲右手中指，以震动脑部神经，使气血在体内流通。之所以叫作"鸣天鼓"，是因为在这个过程中发出的声音如同击鼓。

鸣天鼓有调补肾元、强本固肾之效，对头晕、健忘、耳鸣等肾虚症状有很好地预防和辅助治疗作用。

Tips

▶▶ 晨叩天钟，暮鸣天鼓

"鸣天鼓"是我国流传已久的一种保健养生方法。坚持每天睡前重复做64次，或早晚各32次，大有好处，对老年人更有效。鸣天鼓与叩天钟结合，效果会更好。"叩天钟"就是叩齿。每天早晨上下牙齿相互咬叩60～360次，不仅能强健牙齿，对身体其他器官也很有好处。

鸣天鼓是非常简单的养生方法，简单易行，随时都可以做。每天坚持，不仅能起到强身健体的作用，还能延缓衰老。

● 提拉耳朵

其方法是双手食指放在耳屏内侧后，用食指、拇指提拉耳屏、耳垂，自内向外提拉，手法由轻到重，牵拉的力量以不感疼痛为宜，每次3～5分钟。此法可治疗头痛、头昏、神经衰弱、耳鸣等疾病。

提拉耳朵能刺激耳郭的末梢神经及微血管，使局部血液循环加快，并通过神经和体液的作用，对全身的生理活动起到一定的调节作用，同时还能改善神经、内分泌功能。特别是耳朵与肾脏有密切的关系，常提拉耳朵能使"肾精充足"。

● 搓耳

握住双耳郭，先从前向后搓49次，再从后向前搓49次，以耳郭皮肤略有潮红、局部稍有烘热感为宜。每天早、晚各进行1次。搓过双耳后会有一种神志清爽、容光焕发的感觉。

● 双手扫耳

用双手把耳朵由后向前扫，这时会听到"嚓嚓"的声音。每次20～30下，每天数次。

● 搓弹双耳

双手轻捏两耳垂，再搓摩至发红、发热。然后揪住耳垂往下拉，再放手让耳垂弹回。每天2～3次，每次20下为宜。

● 按摩听闻穴

首先，掌心向后，用中指插进耳朵孔里，手指在里面转180°，让掌心向前，然后让手指轻轻地在里边蠕动，20～30秒钟后，突然将手指向前外方猛地拔出来，最好能听见响。这就是完整的按摩听闻穴的一个方法。

要注意的是，任何动作都要以"不受伤"为原则，动作要轻、柔、缓。

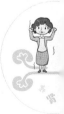

贴墙，快速提高肾功能

贴墙功是一种快速补肾益肾的健身功，一般来说，肾气不足的人是很难完成整个贴墙功的动作的，所以能否坚持做完一套贴墙功也能检验一个人是否肾虚。

贴墙功的方法如下：首先面对一面墙或者门，鼻尖触墙，脚尖也触墙；其次鼻尖贴墙慢慢下蹲，直到双腿彻底弯曲，完全下蹲，双臂抱住下蹲的双腿；然后鼻尖依旧贴墙，身体缓慢起立，直到完全直立；重复下蹲起立的动作即可。

贴墙功之所以能补肾，是因为此动作能够贯通督脉，激发腰部阳气以固腰肾，所以能够快速提高肾功能。背部有督脉、膀胱经上下贯穿，腿上有肝、脾、肾三条经脉贯穿，贴墙功能够疏通督脉，拉开肝、脾、肾、膀胱经，这几乎影响了全身的经络和脏器，对五脏六腑及奇经八脉做了一次全面的锻炼和调节。

此方法看起来很简单，但刚开始练功的时候是有点难度的，主要是肾气不足之人很难蹲稳，并且起身时会出现乏力症状，容易导致重心向后倾斜而倒地。因此刚开始练功时应当将脚尖稍稍后移，移动的尺度自己把握，只要能保持重心稳定即可，然后缓慢下蹲、起立。做功时一定要专注于脊椎的直立和身体平衡，否则稍不注意就会向后倒。下蹲、起立的次数由自己把握，次数不限。最好连做9次以上，然后以9为单位逐渐加大到18次、81次等。

注意在练习贴墙功的时候，要选择光滑的墙面或者门面，注意保护鼻子的安全。和贴墙功配合使用的还有扭腰功和撞墙功，它们都具有补益肾气、使肾气充足的作用。相互配合，适度练功，定能达到强肾健体的作用。

叩天钟，固齿养肾的神方

叩天钟即叩齿，是一种流传久远的牙齿保健方法。汉代医学典籍《养生方》中说："鸡鸣时常叩齿三十六下，长行之，齿不蠹虫，令人齿牢。"东晋养生家葛洪也认为早晨叩天钟可保护牙齿，他在《抱朴子》中说："清晨叩齿三百过者，永不动摇。"

清晨5点到7点之间是叩天钟的最佳时刻。因为晨起时，人体经过一夜的休息，牙周组织处于松弛状态，牙齿有些松动，此时练习叩天钟，则可坚固牙齿。

中医认为，"肾主骨""齿为骨之余"，说的是齿和骨都依赖于肾气的充足。肾气充沛则牙齿坚固；反之，则牙齿易于松动或过早脱落。而叩天钟就是通过对牙齿的刺激，激发肾气，疏通牙与牙龈间的血脉，不仅使牙齿变得更加坚硬稳固、丰润光泽，还能清除口腔异味和预防牙病。

叩齿能按摩牙根部位，使血运通畅，牙齿自然会健康。而牙齿是人体"后勤"部门营养补给的第一关，牙坚齿固，全身都会受益，这就是坚持叩齿能使人长寿的"秘密"。明代百岁老人冷谦在谈及长寿秘诀时，就曾强调"齿宜常叩"。而清高宗乾隆皇帝，也把"齿宜常叩"作为养生要诀，于是成了中国历史上寿命最长的皇帝。

叩天钟功效神奇，练习方法非常简单。

叩天钟时，眼睛微闭，舌尖轻顶上腭，双手叠放在肚脐上，自然呼吸。先叩两侧大牙，再叩门牙，最后叩犬齿，各叩36下。牙齿好的可重叩，但注意别伤害牙齿或是咬到舌头。牙齿不好的可轻叩（能听到声音即可），或是轻重交替地叩。叩完齿后，用舌头舔牙周3～5圈，再将口水慢慢咽下即可。

为什么叩齿时要把口水咽下去呢？这也是有道理的。

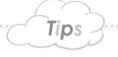

▶▶唾液含有哪些成分

人的唾液，主要成分是水，占99%。此外就是一些有机物，如黏蛋白、黏多糖、唾液淀粉酶、溶菌酶、免疫球蛋白、血型物质、尿素、尿酸和游离氨基酸等，还有一些无机物及一些气体分子。

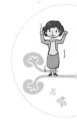

肾是先天之本，脾是后天之本，《黄帝内经》认为"脾为涎，肾为唾"，唾液来源于人的脾和肾。肾的盛衰关系到唾液的盈亏，唾液也能起到滋补肾精的作用。所以唾液是不能浪费的，怎么办呢？咽下去！中医称之为"咽津"。

举一个生活中常见的例子。糖尿病在中医里叫"消渴"。因为糖尿病患者经常感到口干、口渴。为什么有这种感觉呢？就是因为脾肾功能不好，不能产生足够的津液，脏腑不能得到滋润，导致虚火上升，产生口干、口渴的感觉。

叩天钟简单易行，每天都可以练习。经常做，还可以促进面部血液循环，增加脑部血液供应量，减少皱纹，延缓衰老。

如果要在饭后练习叩天钟，需要先漱口或是刷牙，然后再做。因为口腔中的食物残留对牙齿有腐蚀作用，此时做叩天钟，会加剧对牙齿的磨损。

缩肛，简便又实惠的"回春术"

缩肛，指的是有规律地收缩肛门，即做运动时所说的盆底肌锻炼。中医学中有"回春术"一说，其中就包括缩肛这项内容。这项运动简单易行，不需要花费太多时间，但效果却很显著，对忙碌的现代人来说，是很"经济实惠"的一项运动。

对男性来说，有规律地收缩肛门，对前列腺可进行有效按摩，可以促进会阴部的静脉血回流，使前列腺炎症减退、充血减轻，对于预防和辅助治疗前列腺疾病有很大的帮助。这一方法还可以有效防止肛周静脉瘀血，增强抵抗疾病的能力，对中老年人易患的肛裂、脱肛、便秘、慢性结肠炎等均有较好的防治效果。

对于女性来说，通过缩肛运动，可以强化耻骨尾骨肌，这是参与性生活的主要肌肉。经常锻炼这部分肌肉，可以增强女性对性生活的感受，使其更容易获得性高潮，提高性生活质量。

很多女性经过自然分娩后，产道会松弛，这会影响以后的夫妻生活质量。坚持做缩肛运动，可避免这样的事情发生。

一些中老年人打喷嚏或者咳嗽的时候会出现漏尿的情形，也可以试试缩肛练习。相信经过一段时间后，这种漏尿的情形再也不会出现了。那么，缩肛运动到底怎么做呢？方法如下：

每天晚上临睡前以及早晨起床时，躺在床上各缩肛50次；大小便之后，紧接着缩肛10多次；做重体力活时要注意缩肛；性生活之后缩肛10次，更有效果。但要注意，缩肛时必须要用力，练完后最好能排尿1次。缩肛可以随时随地做，不受时间、场地限制，站立、蹲位、躺卧均可进行。所以不仅仅是男性，女性也可以坚持锻炼，老年人尤其如此。

现代人的生活紧张忙碌，很多人因为忙于工作而没有多少时间去进行体育锻炼，长期不运动，必然会给身体健康带来隐患，不妨试试缩肛运动。

太极拳，补肾健身法

太极始于无极，分两仪，由两仪分四象，演变成八卦。太极拳是依据《易经》阴阳之理、中医经络学、导引、吐纳法综合地创造出的一套有阴阳性质，符合人体结构、大自然运转规律的一种拳术。

中医认为，人身之阴阳，往往很难协调，血气滞而疾病生。经常练习太极拳可以强身健体。太极拳以功为本，以拳为母，以养为主。太极拳为内功修炼之道，其系列功法可以平衡阴阳、疏通经络、培补内气、增长内功。在防病治病和养生保健上，太极拳和中医学是相通的，因为它们最终都要落实在脏腑功能上。肾在人体脏腑中拥有特殊的地位，下面我们主要来说一下太极拳对肾功能的作用。

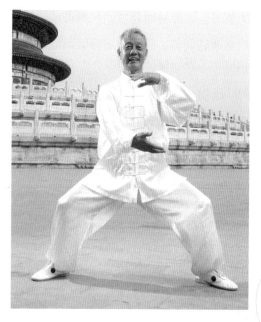

中医理论认为，肾为真元之根本，性命之所关。肾的主要功能是藏精、主水、主纳气，而肾主水与肾主纳气的功能都是从肾藏精这一功能衍生而来。肾藏精指的是肾有封藏精气和元气的功能。精的来源有先天之精（来源于父母之精）和后天之精（从饮食中吸取的营养及空气中摄取的精气）。同时肾精以肾气的形式弥散下焦以调节水液代谢，即肾主水。如果肾精不足，肾的主水和主纳气功能就会受到影响，造成肾气不固，出现诸如腰膝酸软、神疲乏力、小便频数而清、呼吸浅表等水液代谢失调和精神疲乏、失于充养的情况。

太极拳则是通过腰脊部运动以及呼吸的调节对肾功能进行锻炼。打太极拳时，腰是最关键的部位，要软硬适中，不可太软，也不可太硬，腰一扭转，则上体自然扭转，与下体相照，腰是运动时的枢纽部位。

打太极拳时也要求"时刻留心在腰隙"。要通过意志导引，使注意力都集中在腰部。再通过腰部动作的扭转、浮沉运动，加强肾部的血液循环，对肾进行按摩。运动后可使消化功能增强，新陈代谢加快，从而后天之精得以补充，加强了肾藏精的功能。太极拳对于呼吸的调节，要求"调息绵绵，气沉丹田""气归丹田，上虚下实，中气存于中，虚灵含于内"。太极拳中这些对气的蓄养训练就是对肾主纳气的锻炼。当气沉丹田时，肾部血流加快，有利于肾对水液的调节。同时，深呼吸可以吐故纳新，化为后天之本充实肾精，加强肾功能。

太极拳往往要求左、右手同时往不同的方向运动，动作也不尽相同，这能激发左右大脑半球之间的联系，增强两个半球的协调性。对于老年人来说，锻炼太极拳能有效地防治老年痴呆症。太极拳中每个动作都包含阴阳之变化，虚与实、表与里、开与合、进与退、动与静、收与放、刚与柔、正与隅、左与右，相辅相成，又强调整体观念，要求身心合一，动静无为，内外上下完整一气，以意调气，气随意行，意到气到。因此久练太极拳必能调整阴阳，加强神经系统对其他系统及器官功能的调节，从而使反应能力、记忆力、判断力、思维能力得到提高，进而对老年人的身心健康和精神生活起到良好的促进作用。

太极拳能有效地促进人体内的经络疏通与气血流畅，有利于人体新陈代谢和增强各器官及各系统的功能。经常打太极拳对心血管系统有良好的作用，能加强血液循环，对预防各种心脏疾病、高血压及动脉硬化具有较好的调理作用。

太极拳锻炼要调身、调息、调心，全神贯注。同时，运动时的动作要松而有力、刚柔并进、连绵不断；运动时锻炼者的姿势应做到头颈正直、含胸拔背、松腰松胯、松静自然、气沉丹田、上下相随、动中求静；锻炼者可根据自己的健康状况、体力来选择太极拳锻炼的运动量。一般来说，打一套简化太极拳可用4～6分钟，运动时的心率为每分钟105～120次。年老体弱者可以循序渐进，待身体适应后再逐步增加练习时间、组数为好。

五禽戏，补益精、气、神

五禽戏是由东汉神医华佗在前人的修身方法基础上创建的一套防病、治病、延年益寿的医疗功法。它是一种外动内静、动中求静、动静兼备、有刚有柔、刚柔并济、练内练外、内外兼练的仿生功法。通过这一系列的运作，能够达到清利头目、强壮腰肾、滑利关节、增强心肺功能、增强身体素质等功效。具体来说：熊戏能够加强脾胃功能、增强体力；鹤戏能够调运气血、疏通经络；虎戏能够添精益髓、强腰健肾；鹿戏能够舒展筋骨；猿戏能够使肢体灵活。经常练习可以补益精、气、神，使精充、气足、神清，并且五禽戏简便易学，男女老幼都能够做选择性锻炼，待体质有所增强后再练全套动作。

五禽戏共有54个动作，每种动作都是模仿了相应的动物动作，每种动作都是左右对称地各做一次，并配合气息调理。五禽戏方法如下：

●熊戏

站式。左腿抬起，屈膝，双手握空拳，变为"熊掌"，目视前方。继而重心前移，左脚迈出，右腿伸直，身体右转，左拳摆至左膝上方，右拳摆至体后，头稍抬。然后身体左转，重心后坐，右腿屈膝，左腿伸直，拧腰晃肩，带

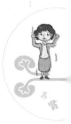

动双臂前后画弧，右拳摆至左膝前上方，拳心朝后，左拳摆至体后，拳心朝后，目视前方。此为熊晃。

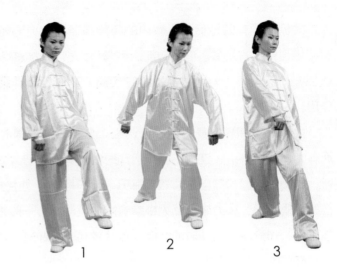

1　　　2　　　3

● 鹤戏

　　站式。右腿独立，左腿抬起，脚尖指地，同时双臂呈展翅状，沿体侧向上平举，与肩同高，掌心向下，目视前方。继而左脚下落，脚尖点地，双腿微屈，双掌放于腹前，掌心相对，目视前下方。然后右腿独立，左膝上提，脚尖指地，双手上举至头顶上方，掌背相对，目视前方。再重复左脚下落动作如前。此为鹤飞。

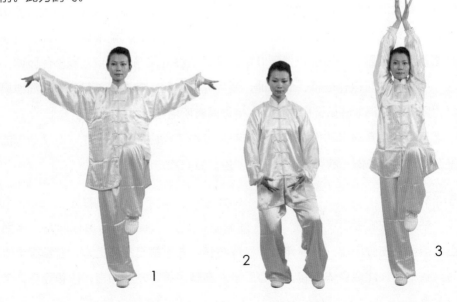

1　　　2　　　3

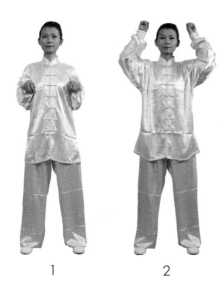

1   2

●虎戏

　　站式。身体呈后弓形，双手握空拳，沿身体两侧向上提至肩前上方。然后双手空拳从肩上方向上、向前扑出，双手十指弯曲成虎爪状，掌心向下，挺胸塌腰，头略抬，目视前方。此为虎扑式。

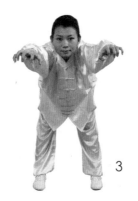

3

●鹿戏

　　站式。身体重心后移，左膝微屈，脚着地，同时右腿屈膝，低头，收腹，弓背，双臂随之内旋，双拳相背、前伸，变为"鹿角"。然后重心前移，上身挺起，右腿伸直，左腿屈膝呈左弓步，双臂外旋，手变为拳，拳心向下，拳高于肩，目视前方。此为鹿抵。

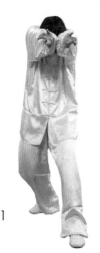 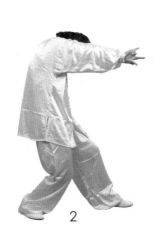 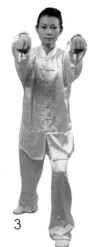

1   2   3

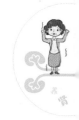

● 猿戏

站式。双手自然垂落于身体两侧，目视前方。继而双手置于体前，手指伸直分开，再屈腕捏拢成"猿钩"。然后两"猿钩"上提至胸部，双肩耸起，收腹提肛，同时两脚跟提起，头向右转，目随头动，目视右侧。此为猿提。

练习五禽戏时要注意，首先意守丹田、全身放松，不仅肌肉要放松，精神也要放松；其次要呼吸均匀；最后动作要具有象形特征，练功时要做到动作、外形、神气都要像五禽。

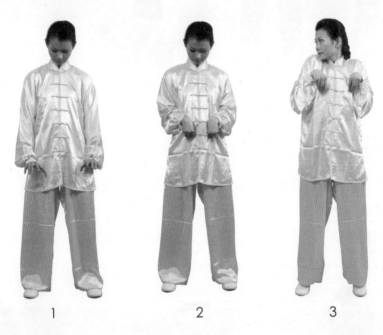

1   2   3

八段锦，保肾固精的不传之功法

八段锦历史悠久，早在北宋时期便已经有所记载，至今已有八百多年的历史。八段锦是一套完整而独立的健身功法，尤其因八段锦为徒手定步功法，不受任何设备及场地限制，全套练习不过10分钟，每日晨、晚各锻炼一遍即可。每式的运动量可由做8个呼吸或16个呼吸来调节，也可由下蹲之程度为高、中、低来调节，故运动量可自行掌握，既方便又灵活。

中医认为经络内联脏腑、外络肢节，分布在人的皮下肉上，通行在四肢和整个身体里，是人体气血运行的通道。在进行八段锦练习时，通过手臂的旋转增加扭矩，加大压力，以此畅通全身气血，使得经络顺畅。

八段锦中的第六段锦是针对腰部的一个练习，经常习练可以激发脾俞、胃俞、三焦俞、肾俞、气海等穴，甚至大肠俞、小肠俞、膀胱俞等强身健体的背部穴位也能受到激发，对增强腹腔的功能有很大的帮助。具体的练功步骤如下：

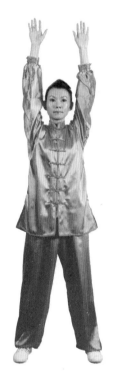

1.两腿挺膝站立，同时两掌指尖向前，手臂向前上方举起，掌心向前，肘关节伸直；目视前方。

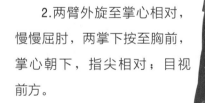

2.两臂外旋至掌心相对，慢慢屈肘，两掌下按至胸前，掌心朝下，指尖相对；目视前方。

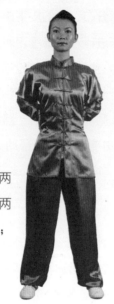

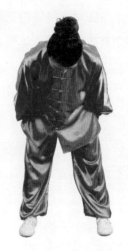

3.两臂外旋，两掌心朝上，然后两手顺腋下往后插；目视前方。

4.两掌由内沿脊柱两侧朝下摩运至臀部，上体随之前俯，两掌继续沿腿后向下摩运，过脚两侧置于脚面，抬头，稍停；目视前下方。

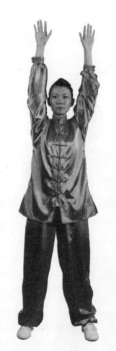

5.两掌沿地面前伸，手臂随之带动上体起立，两臂伸直向上举，掌心向前；目视前方。

6.重复动作2～5，一上一下为1遍，共做6遍。随后，松腰沉髋，重心下移；两腿膝关节微屈，同时两掌向前下按至腹前，掌心向下，指尖向前；目视前方。

这个动作要注意的一点是双手伏在脚面上时，大拇指要按在行间穴上，然后向上搬脚指头，这样可以疏肝理气。

简单易行的补肾小动作

在日常生活中，有许多方法可以达到养肾的目的，可以通过食补法调理肾气，也可以通过走走、站站、挥挥手等小动作，轻松达到补养肾气的作用。

梳头，补肾固齿防白发

头发和皮肤一样，也是人体健康的一面镜子。肾主骨生髓，通于脑，其华在发，可见，头发与肾脏有着特别密切的关系。毛发为肾精在身体表面的反应，如果头发乌黑、润泽、柔韧，就反映身体气血充足、肾气充盛。齿为肾之余，人们常说"人老齿先衰，肾虚齿松软"，如果肾气充足，那么牙齿就会坚固。

头是诸阳之首，诸阳所会，百脉相通。人体的重要经脉和四十多个大小穴位，以及十多处特殊刺激区均聚于此。经常梳头按摩能够刺激这些穴位和经脉，可以畅通经气、疏通血脉、补益肾气，起到滋养头发、防止脱发白发、缓解头痛、减轻疲劳等作用。经常用脑过度的人感觉疲倦时，梳头数分钟，就会感到轻松舒适。不过，梳头可不那么简单，这里面也大有学问。

首先要选择一把正确的梳子，应当尽量选用天然材质的角梳、木梳等，一方面角梳和木梳不容易产生静电，另一方面角梳和木梳不会太硬，亦不会太软，不容易损伤头皮。

其次选择正确的梳头时间，早上起床洗漱完毕后，从额到颈"梳"而不漏；刺激头皮和穴位，以头皮感到微麻发胀为宜。梳头结束后，双手浴脸拉耳抓颈，使整个头部血脉畅通。午饭后依照早晨的方法重复一遍，重新活络头部血脉，刺激头部穴位。晚上临睡前也要梳头，动作要轻柔迟缓一些，抛开一切杂念。睡前梳头可按摩头部，提高睡眠质量。长期坚持定能达到补肾固齿防白发的效果。

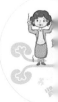

另外，梳头时一定要手法正确，把握好力度。梳头时要前后左右，顺梳和逆梳结合，从额到颈，由轻到重，由慢到快，双目微闭，心无杂念，专心梳理。力度也要适当，疏通全身经络时要稍稍用力梳，梳到头皮微热，才能调动人体的阳气。梳子刺激头皮和穴位时，使头皮微微发麻，有轻松舒服感时就是适当的力度。

梳头这一方法，简单易行，特别是女性每天都在做，长期坚持正确地梳头，能达到补肾益气、舒筋活血、滋养秀发、强健身体的效果。

金鸡独立，对付肾虚立竿见影

在传统医学中，五脏六腑各司其职，彼此相生相克保持平衡的状态。人体的疾病也主要因为阴阳失衡所致，即五脏六腑之间的协调关系出了问题，只有使五脏协调，六腑正常工作，身体才会健康。金鸡独立就是一种简单的调节阴阳平衡、补益肾气的好方法，可以使肾虚症状迅速得到缓解。

金鸡独立的方法很简单：首先要两眼微闭，保持平衡，用心专注于脚下，这是一种抱元守一的方式，可让心绪不至于虚躁散乱。同时，两手自然放于身体两侧，任意抬起一只脚，一只脚站立于地面之上，在站立的过程中不要睁开眼睛，慢慢根据自己的需要调节平衡，在练习的过程中一定要心神放松，不放松就会难以调节平衡，会出现站不稳、摔倒的现象。

腿上有脾、肝、肾三条经脉，肾及肾经主下肢气血循环，金鸡独立法可以将人体的气血向下引导，可以增加三条经脉的气血。注意力在脚底，气血便向下流注，可以带走肾经垃圾并为之带来营养，便能达到强肾的效果，使肾虚症状得到缓解。此外，脚上有六条重要的经络通过，通过对脚上经络的调节，虚弱的经络会感到酸痛，但同时也得到了锻炼。

金鸡独立对于高血压、糖尿病、颈腰椎病等诸多疑难病均有很好的疗效，每天坚持练习几分钟，便会达到心神平静、强身健体的作用。

踢毽子，儿时的游戏有助肾健康

踢毽子，是一种古老且简单易行的民间运动，这种运动对我们的身体健康有极大帮助。踢毽子时每完成一个动作都要眼、脑、手、下肢协调并用，并同时需要踝关节、膝关节和髋关节的灵活协调，要做到反应快、时间准、动作灵敏协调，用力大小要把握得恰到好处。因此，踢毽子有利于提高人们的反应能力和动作协调能力，特别是对腰部的作用，踢毽子的每一个动作——起跳运腿、前合后仰对腰部肌肉及关节都是一种很好的锻炼，有很好的壮腰强肾的作用。

踢毽子的基本动作有盘、蹦、拐、磕、抹、背、勾、踹8种动作，还有一些复杂的动作，如"过腿片马""鸳鸯葫芦""外磕还龙"等。由于踢毽子在做接、落、绕、踢动作时下肢不但要跳，腰、上肢、颈部都要运动，可以灵活关节，使肌肉韧带富有弹性，促进心肺系统全面锻炼，对身心健康非常有益。

长期伏案工作的人容易患上颈椎病，导致胸部和腰部的生理弯曲失常，可经常踢踢毽子。踢毽子时，胸腰各项关节的协调运动，会使各个关节都得到训练，可避免关节的僵化，增强关节的稳定性，有效预防颈椎病和腰椎病。

但是，在踢毽子的过程中一定要掌握技巧，这是一项剧烈运动，高血压或者心脏病患者最好不要参加。只要掌握正确的方法，保有轻松愉快的心态，长期踢毽子一定会达到舒筋活血、延缓衰老、益寿延年的效果。

爬楼梯，最简便的肾保健法

研究表明，爬楼梯对于肾的保健和全身健康都大有裨益。具体来说，爬楼梯有以下的好处：

1.爬楼梯时腰部、臀部、大腿部用力较大，能起到健肾壮阳的功效。

2.爬楼梯有助于保持骨关节的灵活，增强韧带和肌肉的活力，防止得关节

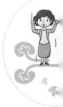

炎。爬楼梯时静脉血液回流加快，可以有效防止静脉曲张。

3.爬楼梯会加强心肌的收缩，加快血液循环，促进身体的新陈代谢，有利于增强心、肺功能，促进血液循环，保持心脑血管系统的健康，可预防高血压、心脏病。

4.爬楼梯要消耗大量热量，能加速脂肪的燃烧，有利于减肥。据测算，在相同的时间内，爬楼梯消耗的热量比打羽毛球多2倍，比打乒乓球多3倍，比步行多4倍，基本上相当于登山消耗的热量。

5.爬楼梯能够有效增强消化系统功能，改善食欲。爬楼梯时腹部要反复用力，使肠蠕动加剧，有预防便秘的功效。

6.爬楼梯是一种有节奏的运动，此时人的神经系统处于最佳的休息状态，不会产生焦虑，所以爬楼梯还可以帮助睡眠，也是治疗神经衰弱的有效辅助手段之一。

打乒乓球，益肾健脑两不误

打乒乓球是一种富有趣味的综合性锻炼项目，运动量适中，老少皆宜，对全身关节、肌肉和心、肺、肾都能起到很好的保健作用，还能锻炼身体动作的灵敏度和协调性，提高大脑的反应速度。具体地说，打乒乓球有以下的好处：

1.打乒乓球是可以强肾的全身锻炼。乒乓球表面上看是手的运动，实际上对步伐的要求也很高，打球的过程也是不断奔跑的过程，讲速度，讲爆发力。腿的运动自不必说，还要求腰的力量，所以打乒乓球对肾很有好处。

2.打乒乓球是可以排毒养颜的有氧运动。在乒乓球桌前汗流浃背，是最好的皮肤清洁和排毒过程，对女士则是没有任何风险的免费美容。

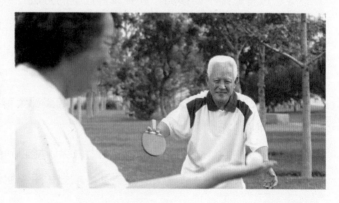

3.打乒乓球可以保护眼睛和颈椎。电脑办公让我们的眼睛疲惫不堪，让我们的颈椎、腰椎在不知不觉中变形。打乒乓球时眼睛处于不断的调整和变焦状态，眼球和眼部肌肉都得到充分运动，从而有效消除眼睛的疲劳。眼睛感到疲劳时打一会乒乓球，比点什么眼药都感觉清爽，还没有副作用。打乒乓球时颈椎、腰椎也得到锻炼，所以打乒乓球也是颈椎病、腰椎病的辅助治疗手段之一。

4.打乒乓球可以健脑。要想在乒乓球桌前取得主动，不仅要技术好，还要不断地观察、分析。接住对方高难度的球，化解攻势，或把球打到对方最难接的地方，创造杀机，这些都要在最短的时间里完成。所以说，打乒乓球是一项很好的健脑运动。

5.打乒乓球可以锻炼动作灵敏度和协调性。打乒乓球时，要全身配合、协调到最好状态才能打出漂亮的球，攻球时每一板球都要求脚、腿、腰、大臂、小臂、手腕乃至手指协调发力，同时还配合着身体重心转换、控拍动作、挥臂速度等方面的变化。所以，常打乒乓球能使人反应灵敏、动作协调、体态健美。

6.打乒乓球有益于心理健康。打乒乓球技巧无边，魅力无穷。落点、速度、力量、旋转四要素的无穷组合，使乒乓球具有无穷的变化，再加上击球者站位、重心的变化，臂弯、手腕、手指用力方向的变化，击球时机的变化，这一切的变化加在一起，把乒乓球推到球类运动技巧之王的宝座上，永远都有琢磨不完的技巧，为乒乓球爱好者提供了无限的探索和探讨空间。

乒乓球是对战游戏，面对对手，你必须充分调动身体的潜能，才能在对战中取得先机，战胜对手。如果是实力相当的对战，更是要全神贯注，你来我往，不相上下，物我两忘，其乐融融。

既能满足技术上自我超越永无止境的乐趣，又可以广交朋友，得到与好友切磋交流、互相砥砺的乐趣。因此，打乒乓球不仅可以让人得到快乐，还对保持心理健康大有益处。

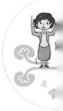

慢跑，提高肾功能有效功法

在城市里，有一项运动很受欢迎：慢跑。在天气条件适宜的情况下，人们会自发地聚集在一起，进行慢跑运动。慢跑队伍里有年轻人，也有老年人。为什么那么多人喜欢慢跑这项运动呢？

因为慢跑可以增强心肺功能，锻炼腿部肌肉，有助于减肥，最重要的是慢跑还能增加性激素的分泌，起到提高性欲、补肾生阳的作用。

肾阳如同我们身体里面的太阳。若是肾阳不足，患者容易患上阳痿、早泄、神疲乏力等症，使性生活的质量受到影响。不仅如此，肾阳虚还会严重影响我们的身体健康，肾阳不足，正不压邪，感冒发热，甚至其他重症等就会找上门来。

所以，不管是出于增强身体抵抗力的目的，还是提高性生活质量的需求，参加一些慢跑运动，都是很有必要的。

在慢跑之前，要先做一些准备活动：在跑步前用两三分钟的时间活动一下肢体，放松全身肌肉，使心跳和呼吸适应一下室外环境和运动需要，然后再起跑。开始慢跑时，动作要自然放松，呼吸应深长而有节奏，不要憋气。跑的速度应适中，不要快跑或冲刺。跑步的时候不要说话，否则容易导致疲劳，也不利于心肺健康。

另外，还应注意一些事项：慢跑时，尽量选择平坦的路面，不要穿皮鞋或塑料底鞋，如果慢跑的路线是在柏油或水泥路面上，最好穿厚底运动鞋。跑完之后多吃些蔬菜、水果及猪骨汤、动物肝脏、猪血、海带、木耳等食物以补充维生素和矿物质。

扎马步，强壮腰肾的绝招

在中国武术界，扎马步是中国武术的精华，是各门各派的根基功夫。扎马步要求双脚分开略宽于肩，采取半蹲姿态，因姿势有如骑马一般，而且如桩柱般稳固，因而得名。

现代养生注重阴阳平衡，五脏协调。扎马步能够调节人体的"精、气、神"，可调节气血、修养精神、锻炼意念、协调阴阳、增强体力，使内气充足、底盘有力。马步蹲得好，可壮肾强腰，强筋补气。在练习扎马步时要凝神静气、呼吸均匀，下蹲的时候要深、平、稳，可使全身各器官得到锻炼，可提升身体的反应能力，提高机体的免疫力，使疾病邪气不能侵犯机体。

扎马步的方法如下：两脚要略宽于肩，全身自然站立，眉心舒展，面带微笑，把远处的声音收入耳底，目光平视，凝神静心。脚尖稍内扣，两腿微屈，五趾趴地，两臂松直抬起，手指相对，掌心内照，呈水平抱球状置放于中丹田和下丹田之间。收功时也有要领，要搓双手，搓耳朵，用指梳头。

倒着走路也能养肾

倒着走路与正着走路相反，是一种反序运动，也是一种很好的锻炼方法，并且具有其他运动所不具备的特殊功能，长期坚持倒走有很好的强肾健肾作用，对于慢性腰痛、腰椎间盘突出症患者，有很好的辅助作用。

倒走时要求腰身挺直或略后仰，这样脊椎和腰背肌将承受比平时更大的重力和运动力，使向前行走得不到充分活动的脊椎和腰背肌受到锻炼，同时因腰背肌保持有节奏的收缩和松弛，有利于气血调畅。另外，背部为人体督脉和膀胱经所经过的主要部位，肾俞在腰部，倒走可有效增强背部经脉的气血循行，起到益气行血、补肝益肾的作用，可提高机体的免疫力，使邪气不易侵犯身体。

对于青少年而言，倒走可以有效预防驼背。对于老年人来说，倒走还可以增强下肢的力量，防治老年性膝关节炎。后退时，双腿用力挺直，膝盖不能弯曲，

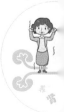

这就增加了膝关节承受重力的强度，从而会使膝关节周围的肌肉特别是股四头肌、韧带都能得到锻炼，可显著延缓膝关节的退变，有效防治老年性膝骨关节炎。倒走还能防治脑萎缩，因倒走对小脑维持人体平衡的能力要求比较高，因而将会使主管平衡作用的小脑也受到积极的训练，使小脑调节肌肉紧张度及协调随意运动等功能得到增强，从而有利于提高人的反应能力。

倒走运动的方式分为三种：双手叉腰式、动肩摆臂甩手式、曲肘握拳式。倒走时身体直立，挺胸收腹，双腿要用力挺直，尽量高抬腿轻落步，膝关节不能弯曲，步态要稳、均匀缓慢，步子不可过大或走得过急，双手握拳，两臂前后自然摆动。倒走时应全身放松，心无杂念，可以走走停停，同时配合腹式呼吸，要求呼吸缓慢均匀，每次至微有汗出为宜。熟练后，可增加锻炼难度，改为倒跑，速度不要太快，要求步子要尽可能迈得大些，同时仍需配合呼吸。

倒走时要选择一双舒适的平底鞋，同时要检查倒走的场地，清除障碍物。不要选择人群聚集的地方，要先正常散步10分钟使关节协调，再开始倒走，刚开始动作频率要慢，适应后自行调节步伐。高龄、严重心脑血管疾病、骨病重症和精神病患者不宜行此项运动。

酉时练习逍遥步，能让老人肾气足

锻炼身体需要良好的精神状态，要在气血足、精神好的时候进行。老年人在下午15：00－19：00锻炼身体比较合适。老年人最好在17：30左右吃完晚饭，18：00左右开始练习功法。此时，肾经气血最旺、功能最稳定，练习逍遥步有利于促进饮食的消化吸收，增强脾胃的功能，防止各种胃肠病的发生。在肾经当令的酉时练习，可以充分调动肾之精气，练精化气，练气化精，使人精满、血盈、气足、神旺。

●如何练习逍遥步

1. 行走时两肩要完全放松，以肩带动颈、胸、腰、胯和手臂的运动；两手手指自然微曲，手腕略微向内侧转动，使两手的劳宫穴（握拳时中指指尖指向处）始终保持相对的状态。

2.行走的过程中两脚左右相隔约10厘米，膝关节略微弯曲，向前迈步如猫，有点类似于走模特儿步。抬腿时，脚跟先提起，大脚趾轻点地；落脚时，脚跟内侧先着地，脚尖跷起，如此循环前进。

3.在呼吸和意念上强调遵循"意气相随，意到气到，随意观想"的原则。呼吸以自然状态的腹式呼吸为主，要求呼吸深慢细长。呼吸与步子不直接挂钩，一次呼吸过程中少则走几步，多则可走20步。但在不憋气的基础上，一次呼吸过程间隔越长，走得越远，锻炼的效果越好。

● 练习逍遥步的功效

逍遥步既锻炼脏腑经络，又锻炼四肢筋骨，非常适合中老年人健身锻炼。在行走的过程中，手脚来回摆动，相互导引，可以将人体的手三阴、手三阳和足三阴、足三阳十二条主经全都调动起来，其必然会影响到奇经八脉，从而舒经活络、调和气血、平衡阴阳，促进气血在全身的通畅运行，延缓脏腑和筋骨皮肉的衰老。

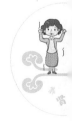

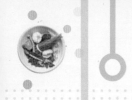

适合"懒人"的简单养肾法

对于一些怕麻烦的人来说，养肾是一件非常费时费力的事情，但是养肾对于每个人来讲又是非常重要的，那么，有没有什么既简单又有实际效果的养肾方法呢？

这里就介绍几种既容易操作又舒服的养肾方法。

热水泡脚，就是最好的养肾方法

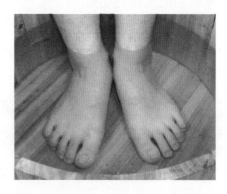

在中国的养生理论中，有这样一种说法："晨起三百步，睡前一盆汤。"晨起三百步，即晨起去户外散步；睡前一盆汤，就是临睡前用热水洗脚。这样可以让人延缓衰老，活到天年。

中国还有一个说法叫"热水泡脚，赛吃人参"。中国的传统中医中对洗脚也早有记载："春天洗脚，开阳固脱；夏天洗脚，暑湿可祛；秋天洗脚，肺润肠蠕；冬天洗脚，丹田温灼。"说的都是热水泡脚对健康的益处。

脚被称作人体的第二心脏，用温水泡脚，可促进人体血液循环，调理内分泌系统，增强人体器官功能，取得防病、治病的效果。热水泡脚，可以防治感冒、气管炎、耳鸣耳聋、消化不良、便秘、腿脚部静脉曲张，还有消除疲劳、加深睡眠的功效，对祛除脚臭、预防细菌感染及皮肤皲裂都有很好的作用。

从中医的观点来看，五脏六腑的功能在脚上都有相应的穴位。足三阴经的起始点，也是足三阳经的终止处，这6条经脉之根分别在脚上的6个穴位中。仅脚踝以下就有33个穴位，双脚穴位达66个，它们分别对应着人体的五脏六腑，占全身穴位的10%。经常泡脚可以刺激脚部的太溪等踝关节以下各穴位，从而起到滋补元气、壮腰强筋、疏通经络、调理脏腑、促进新陈代谢以及延缓衰老的作用，可以防治各脏腑功能紊乱、消化不良、便秘、脱发落发、耳鸣耳聋、头昏眼花、牙齿松动、失眠、关节麻木等症。从这些角度来说，"坚持泡脚可以包治百病"也不算夸张。

不过，热水泡脚也要有讲究，正确的方法：先取适量水于脚盆中，水温因人而异，以脚感温热为准；水深开始以刚覆脚面为宜，先将双脚在盆水中浸泡5～10分钟，然后用手或毛巾反复搓揉足背、足心、足趾。为强化效果，可有意识地搓揉一些穴位，如位于足心的涌泉穴等；必要时，还可用手或毛巾上下反复搓揉小腿，直到腿上皮肤发红、发热为止；为维持水温，需边搓洗边加热水，最后水可加到足踝以上；洗完后，用干毛巾反复搓揉干净。

实践表明，晚上临睡前泡脚的养生效果最佳，每次以20～30分钟为宜，泡脚完毕最好在半小时内上床睡觉，这样有利于阳气的生发，能起到最好的效果。热水泡脚也是有禁忌的，比如：

1.太饱太饿时不宜热水泡脚。不要在过饥的情况下热水泡脚，因为沐足会加快全身血液循环，容易出现头晕不适的情况。饭后半小时内也不宜热水泡脚，会影响胃部血液的供给。

2.脚气严重时不宜热水泡脚。脚气严重时，不宜用热水泡脚，这样很容易造成伤口感染。

3.心脏病、心功能不全的患者，低血压、经常头晕的人，都不宜用太热的水泡脚。热水泡脚后，会使人体血管扩张，全身血液会由重要脏器流向体表，这可能导致心脏、大脑等重要器官缺血缺氧，对于有心脏病、低血压的人群来说，会增加发病的危险。

4.糖尿病患者热水泡脚时千万留意水温。因为糖尿病患者的末梢神经不能正常感知外界温度，如果水温很高，而没有感觉到，就会被烫伤，引发严重的后果。

5.老人热水泡脚不要太久。老年人如果热水泡脚时间过长，会引发出汗、心慌等症状。老人每日临睡前热水泡脚20分钟为佳。

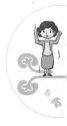

每天晒太阳，轻松把肾养

阳光是天地间最精华的阳气，对人体的生命活动至关重要，人与天地相应，天之阳气可补充人体之阳气。

头为诸阳之首，头部是所有阳气汇聚的地方，凡五脏精华之血、六腑清阳之气，皆汇于头部。头部是晒太阳的重点。晒头顶不必拘时、拘地，可随时进行，平时天气好时，到室外散步，让阳光洒满头顶，可以通畅百脉、调补阳气。

人体的背部属阳，腹部为阴，督脉行于背部总督一身之阳气，为阳脉之海，主持全身的阳气，在人体的后腰部

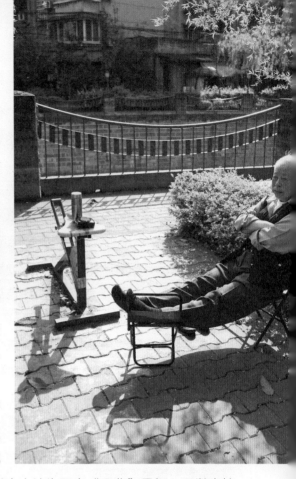

有两大穴位，分别是命门和肾枢。所以古人认为阳光"晒背"最好，可以直接补充督脉的阳气，影响全身的阳气，调理脏腑气血，补充肾气，使气血和畅，阴寒得除，尤其是对于肾精及肾阴亏虚者补阳效果最好。

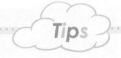

▶▶晒太阳还可以补充维生素D

维生素D不仅能促进钙、磷的吸收，还能维持骨骼的正常生长。人体需要的维生素D，其中10%左右从食物摄取，90%要依靠自身合成。而自身合成维生素D的过程中，离不开阳光的照射，因此维生素D又被称作"阳光维生素"。补充维生素D最安全、有效、经济的方法就是晒太阳。对于正常饮食的人来说，每天接受30分钟的户外光照，就能生成适量的维生素D储备。

晒腿脚能够除寒气。寒从脚下起，经常手脚冰冷的人多是阳虚体质，不妨多晒晒太阳以驱走体内的寒气。晒手心有助于睡眠，在我们晒太阳的时候，手心是很少被晒到的地方。手心里有很重要的劳宫穴，按此穴位有清心安神的作用，晒此穴位同样可以缓解疲劳，促进睡眠。

晒太阳要讲究科学的方法，我们要根据季节的更替、气候的变化、不同的体质来灵活地晒太阳，才能达到养生和疗病的作用。比如婴儿的皮肤娇嫩，就要避开强光照射，选择阳光不强的时候晒太阳，时间也不宜过长，晒后要及时给婴儿补充水分。少儿时期是身体生长发育的关键时期，尤其是骨骼的发育需要大量的维生素D来辅助钙的吸收，因而尽可能让孩子在阳光下玩耍，当然也要避开正午时分阳光最强的时候。

中青年阶段的人群，新陈代谢能力较强，钙流失较快，也需要补充较多的维生素D，也要选择太阳不强的时候每天晒1~2小时。老年人晒太阳有助于防治骨质疏松和抑郁。但也不要晒过多，过强的紫外线照射可能诱发皮炎、白内障、老年斑等疾病。患有白内障的老年人晒太阳时最好戴一副防护镜，以防紫外线直接射入眼睛。

总而言之，晒太阳补充人体的阳气，是一种非常好的"补药"。

睡好觉，就是补肾的良药

古人有"服药百裹，不如独卧"的说法，说的就是睡眠对身体健康的重要性。对于补肾，睡眠是非常好的良药。睡眠就好比给人体充电，把一天活动所消耗的能量补充回来，为新的一天储备新的能量。

如果一个人经常睡眠不足或者睡眠质量不好，会导致精神萎靡不振、注意力涣散、头痛眩晕、肌肉酸痛、疲劳困乏等症状。这些由于睡眠不足产生的耗气伤血的生理变化，会损及五脏，心劳则血损、肝劳则神损、脾劳则食损、肺劳则气损、肾劳则精损，进而为许多疾病埋下祸根。我们要用好"睡眠"这剂"补药"，善待身体。想要获得良好的睡眠，要注意下面几个细节：

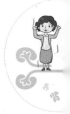

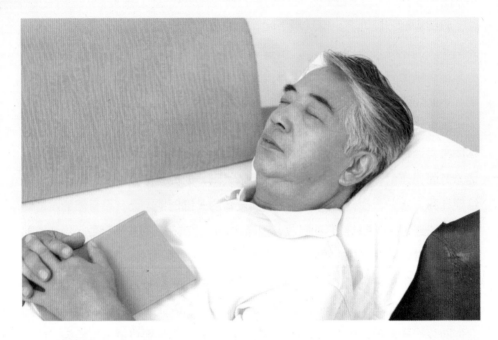

1.睡眠时间要根据四季的特点进行调整：春夏应"晚卧早起"，秋季应"早卧早起"，冬季应"早卧晚起"。正常人睡眠时间一般在每天8小时左右，身体虚弱者应适当增加睡眠时间。

2.睡觉的方向尽量是头北脚南。因为地球磁场随时随地都会对人体产生影响，睡眠的过程中大脑也会受到磁场的干扰。睡觉时采取头北脚南的姿势，使磁力线平稳地穿过人体，可以最大限度地减少地球磁场对人体的干扰。

3.睡觉姿势。身睡如弓效果好，向右侧卧负担轻。人体的心脏多在身体左侧，向右侧卧可以减轻心脏压力，同时双手要避免放在胸口附近。

4.睡觉时间段。不管是"夜猫子型"的人，还是"早睡晚起型"的人，都应该根据自己的生物钟，提高睡眠休息的效率。中医认为，子（夜间11时到凌晨1时）、午（白天11时到下午1时）两个时辰是每天温差变化最大的时间，这一段时间人体需要适当休息。

5.睡眠环境。卧室里不要放置过多的电器，以确保休息时，大脑不受太多干扰。

冥想，可敛心神、固肾精

由于冥想时精神凝聚，使散乱的心念逐步归于凝定，使浮躁不安的情绪趋于平和，可疏通经脉、调节血液，达到阴阳平衡、气脉畅通的功效。气脉畅通则心气足、心阳敛，心阳下交于肾，心阳以温养肾阴，使肾水不寒，则肾精得固。所以冥想是固肾精的好方法。现代医学研究也发现，冥想具有祛病强身、延年益寿的作用。同时，人在冥想时心平气和，身体的内分泌和微循环会处于最佳状态，可以使疾病不得入侵。

冥想有三个要点：即调身、调息、调心。调身即坐的姿势要端正自然，下颌内敛，挺胸收腹，肩与胯上下垂直一线，双腿盘坐。调息即要保持呼吸细、匀、深。调心即调整自己的心态，使自己心平气和，这一点特别重要，不可操之过急，冥想不是压抑杂念，而是转化杂念。

此外还要注意冥想的时间，以清晨和临睡前为好，但不管何时，一次须坐30分钟，地点不论在家中或休息室均可。长期坚持下去，收益是不可估量的。

没事踮踮脚，肾经通畅无烦恼

有不少人脚后跟经常疼痛，这是肾经方面的问题。对于此类疾病，有一个很好的方法可以解决：踮脚。

踮脚的方法很简单：自然站立，双脚分开，两脚跟相距约一拳，两脚尖相距约两拳，全身放松，两脚跟慢慢抬起，抬脚跟的同时慢慢深呼吸。脚跟抬到一定的高度之后，绷紧双腿，保持姿势不变，坚持一会儿后吐气，随之将脚跟落下。刚开始做这个动作时，脚跟可以慢一点落下，动作熟练之后则可将脚跟猛然落下。一般情况下每天只要踮脚六七下就能达到治疗的功效了。

经常踮脚有利于通畅足少阴肾经，起到保肾精、益肾气、调阴阳的功效。八段锦里也有"背后七踮百病消"的说法，说的就是踮脚对身体的好处。经常踮踮脚，可以使肾经通畅，气血流动顺畅，脚跟得到滋养，疼痛也就消失了。多踮脚不仅可以治疗肾经不通导致的脚跟疼痛，还能益肾壮阳，改善性功能。

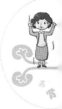

在小便的时候采用此种方法，还能起到利尿的功效，对慢性前列腺炎及前列腺增生有较好的辅助治疗功效。

踮脚虽能改善肾脏功能，但也不是对所有人都适合：骨质疏松患者不可做这项运动，此项运动会加重症状；腿脚不灵便的老年人，做这项运动的时候可能会摔倒，所以要小心。还有刚吃过饭，起码要过1小时后才能做这项运动，否则会造成胃下垂。

踮脚的运动要循序渐进，开始时少做，脚跟疼痛减轻后，再逐渐增加次数，直至练完后感到微微出汗为佳。脚跟的起落要与呼吸配合，起吸、落呼。最好找清静、不受干扰的地方练习。

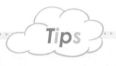

▶▶ 伸懒腰，强肾、健美、解乏

伸懒腰很舒服，同时还是一种很好的锻炼方式。

伸懒腰能使全身肌肉，尤其是腰部肌肉在有节奏的伸缩中得到锻炼，可健肾强腰，防止腰肌劳损，纠正脊柱的过度弯曲，保持健美体形。

伸懒腰时会伸展腰部、放松脊柱、活动筋骨，在短短的几秒内，可将淤积停滞的血液赶回心脏，增大心肺供血量，改善血液循环。此外，伸懒腰还能疏通颈部血管，使其顺畅地把血液输送到大脑，让大脑得到充足的营养，从而缓解疲劳，振奋精神。

第五章

"医"本正经治肾虚，
对症病自除

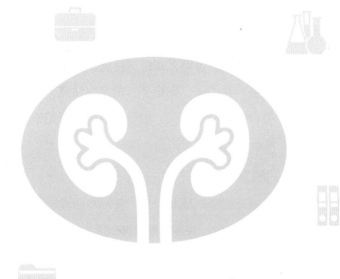

脱发——滋补肾阴让头发乌黑浓密有光泽

中医认为"发乃血之余"，而根据中医"精血同源"的理论，精亏则血少，血少则头发得不到充足的滋养，因而渐渐干枯而脱。在《黄帝内经》中，对脱发这样描述："女子五七，阳明脉衰，面始焦，发始堕……男子五八，肾气衰，发堕齿槁。"可以看出，肾气的衰弱是脱发的根本原因。所以中医对于脱发的治疗主要是放在"滋阴补肾，填补肾精"上面。

脱发的对症治疗

脱发有肾气阴两虚证和肾精亏虚证两种证型，大家可以根据自己的情况在医生的指导下对症治疗。

● 肾气阴两虚证型的脱发

主要的症状：头屑多，头皮痒，头发油亮，头顶或两额角处逐渐稀疏，常伴有耳鸣、腰膝酸软等症。

肾气阴两虚证型的脱发，可选用方药知柏地黄丸合二至丸加减治疗。其组方：黄芪、西洋参、黄柏、泽泻、知母、丹皮、山茱萸各10克，墨旱莲、茯苓、熟地黄、制何首乌、女贞子、枸杞子、白术各15克，怀牛膝、麦冬、山药各30克。水煎服，每日1剂，日服2次。也可选用中成药知柏地黄丸合二至丸治疗，按照说明书或者在医生指导下服用。

● 肾精亏虚证型的脱发

主要的症状：头发无光泽，头屑较少，头发发白或焦黄，头发经常呈小片脱落，还伴有头晕耳鸣、心烦、失眠、腰膝酸软无力等症状。

肾精亏虚证型的脱发，可选用方药七宝美髯丹加减治疗。其组方：茯苓、天麻、甘草、炒白芍、当归各10克，菟丝子、枸杞子、补骨脂、巴戟天、龟板、肉苁蓉、熟地黄、制何首乌各15克，怀牛膝20克。水煎服，每日1剂，日服2次。也可选择中成药七宝美髯丹治疗，按照说明书或在医生指导下服用。

食疗改善脱发现象

所谓"药食同源"，中医里面经常将药材与食材相配伍做成美食来调理身体，即为药膳。药膳"寓医于食"，既将药物作为食物，又将食物赋以药用，

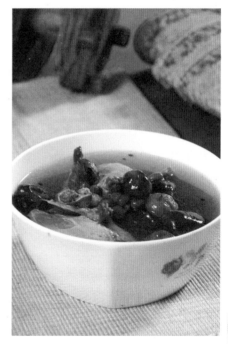

药借食力，食助药威，两者相辅相成，相得益彰；既具有较高的营养价值，又可防病治病、保健强身、延年益寿。

脱发现象可以通过科学合理的药膳进行食疗。下面给大家介绍几款药膳方。

◆推荐菜品

滋肾固发芝枣鹌鹑汤

|原料|

鹌鹑（人工饲养）3只，黑木耳30克，陈皮5克，黑芝麻、当归各10克，红枣、菟丝子、桑寄生各15克，盐适量。

|做法|

1 将鹌鹑杀好洗净；黑木耳、陈皮、菟丝子、黑芝麻、红枣、当归、桑寄生用清水1200毫升煎至400毫升，去渣取汁。

2 药汁与鹌鹑一同隔水炖熟，最后加盐调味即可。

|功效解析|

本药膳方对于肾精虚衰导致的脱发有很好的疗效。

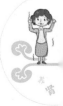

生发黑豆

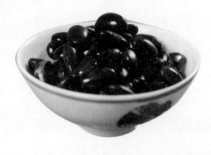

| 原料 |

黑豆500克，盐适量。

| 做法 |

1 将黑豆洗净，用清水浸泡4小时；砂锅洗净，加入1000毫升水，武火煮沸后转文火熬煮，至水浸豆粒泡涨为度。

2 取出黑豆，加适量盐，密封储于瓷瓶内。

| 功效解析 |

此方具有生发护发之功效。黑豆含有丰富的蛋白质、脂肪、糖类、黑色素、胡萝卜素、B族维生素等，适合脾虚水肿、肾病水肿者食用，可用于脱发治疗。

桑葚乌发润肤粥

| 原料 |

桑葚、黑芝麻各60克，粳米100克，白糖20克。

| 做法 |

1 粳米淘洗干净，用清水浸泡半小时；桑葚洗净；黑芝麻研磨成细粉。

2 粳米放在砂锅内，加入桑葚、黑芝麻粉，加清水，武火煮沸转文火煨成粥，加入白糖调味即可。

| 功效解析 |

本粥可滋阴养血、乌发泽肤、补气益肺、延年益寿。

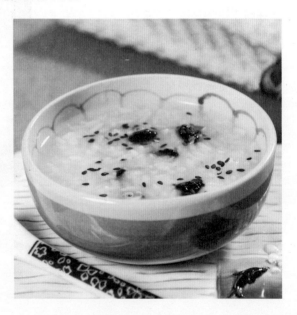

日常保健

通过穴位按摩，能辅助治疗脱发现象。选取风池穴、内关穴、神门穴、百会穴、三阴交穴中的一个或者几个，每次每个穴位按摩3~5分钟，长期坚持，能起到一定的效果。

脱发的患者，为了防止脱发加重，治疗的同时一定要注意调理和预防；在精神上，要心情舒畅，不可焦虑忧愁，要尽量避免不良刺激，同时要保证充足的睡眠。须知本症在治疗的过程中收效很慢，要坚持治疗，不可半途而废。

在饮食上，宜多吃水果、蔬菜及含蛋白质较多的食物。限制高脂肪食物的摄入，如肥肉、植物油等，少吃或者不吃糖，少喝浓茶，少吃辣椒、生蒜等刺激性食物，

洗头不要过勤，洗头时尽量选用硼酸皂或硫黄皂，不宜用碱性洗发液，水温不宜过热或过冷，以接近体温为宜，一般每周洗头1~2次便可。经常用手按摩脱发处，但要避免强力搔抓。

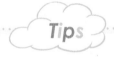

▶▶ **能有效防止脱发的食物有哪些**

富含植物纤维和维生素A的食物对防止脱发有益，如韭菜、胡萝卜、南瓜、苋菜等；富含维生素B6的食物具有调节脂肪酸合成速度的作用，可刺激毛发再生，如土豆、豌豆、橘子、蚕豆、芝麻等；还可选用枸杞子、山楂、红枣、黑豆等食物进行辅助调养。

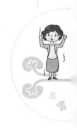

发早白——填补肾精，让黑发源源不断长出来

人年老之后，出现白头发是正常的，但是在生活中，我们经常看到一些年轻人也会出现白头发，这是为什么呢？

无论中医还是西医，任何一种病理现象都可以找到其内在的原因。中医上认为年轻人出现白头发和肾精亏虚有很大关系。发为血之余，发的生机源于血，但血的生机却根源于肾。肾藏精，精能化血，精血充盈，则毛发多而且润泽。但如果精虚血弱，肾精不足，不能化生阴血，阴血亏虚，导致毛发失其滋养，自然会出现白发了。

所以，治疗发早白，养发护发，还应从养肾入手。

发早白的对症治疗

发早白有肾气阴两虚证和肾精亏虚证两种证型，大家一定要弄清楚自己的情况，在医生的指导下对症治疗。

● 肾气阴两虚证型的发早白

这种情况多发生于工作压力大、生活过度紧张的中青年人。表现症状：少许头发根发白，兼有少许头发脱落，头发纤细暗淡，或者脆弱易断。同时伴有腰膝酸软、盗汗、怕冷、头昏眼花、神疲乏力等症状。

治疗肾气阴两虚证型的发早白，可以选用方剂知柏地黄丸合生脉饮加减治疗。其组方：黄芪、丹皮、西洋参、泽泻、知母、山茱萸、黄柏各10克，山药、麦冬、怀牛膝各30克，白术、熟地黄、茯苓各15克。水煎服，每日1剂，每日服2次。也可选用中成药知柏地黄丸合生脉饮治疗，参照说明书或在医生指导下服用。

● 肾精亏虚证型的发早白

这种情况多发生于中老年人，或者是久病不愈之人。表现出来的症状：头发花白渐至全部变成白发，兼有稀疏脱落，头发纤细无光泽，或脆弱易断。同时伴有耳鸣耳聋、头昏眼花、腰膝酸软等症状。

治疗肾精亏虚证型的发早白，可选用方剂七宝美髯丹加减治疗。其组方：当归、炒白芍、甘草、怀牛膝、茯苓各10克，制何首乌、枸杞子、熟地黄、巴戟天、补骨脂、菟丝子、龟甲、肉苁蓉各15克。用水煎服，每天服2次。也可选用中成药七宝美髯丹治疗，参照说明书或在医生指导下使用。

食疗改善发早白

在平时生活中，可以通过一些食疗的方法，来改善发早白现象。下面介绍三个食疗方，大家可以尝试一下。

▶ 推荐菜品

仙人粥

│原料│

制何首乌30～60克，红枣5枚，红糖10克，粳米60克。

│做法│

1 先将制何首乌放入小砂锅内，煎取汁液，去渣。

2 放入淘洗干净的粳米和红枣，加水适量煮粥，煮熟后加入红糖即成。

│功效解析│

每天一剂，分两次食用，连食7～10天为1疗程，间隔5天再进行下1疗程。本食疗方具有固精补肾、养血益肝、乌须黑发之功效，对于肾气阴两虚证型导致的发早白有很好疗效。

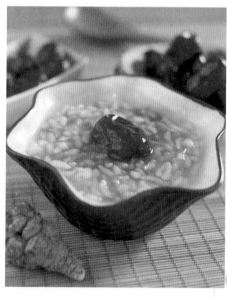

栗子红枣粥

| 原料 |

栗子粉200克，红枣12颗，桂圆肉10克，蜂蜜20毫升。

| 做法 |

1 红枣洗净去核；将红枣与桂圆肉一起放入砂锅中，加适量水，煮沸半小时。

2 放入栗子粉再煮10分钟，加蜂蜜调味即可。

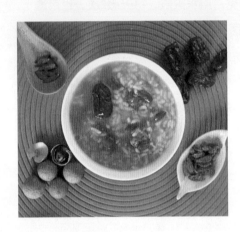

归杜圆杞桑芝饮

| 原料 |

红枣10枚，杜仲15克，枸杞子、当归、黑芝麻各10克，桂圆肉、桑葚各30克。

| 做法 |

把上述中药用水适量煎煮，每天早、晚各服1次。

日常保健

发早白的人，可选用足三里穴、气海穴、关元穴、三阴交穴、太溪穴、阴陵泉穴中的几个穴位进行按摩，每次每个穴位按摩3～5分钟，长期坚持效果更好。

常用十指梳头的推拿疗法来治疗发早白，治疗效果也很好。

具体方法：双手十指分开微屈，以指端叩击头部，叩击时须连续不断，放松腕关节，用力不要太大，约叩30次；双手十指微屈，以十指端自头额向脑后梳去，梳理时要顺发沿头皮梳；用手掌自前额向头顶方向摩去，双手交替进行，各约30次。

须发早白者要保持心态乐观和充足的休息，还要加强体育锻炼。饮食上适当食用一些猪肝、牛肝、肉类、蛋类、番茄等含有丰富的B族维生素的食物。

耳鸣耳聋——补肾虚，让耳朵聪灵起来

肾为先天之本，肾阴肾阳是全身器官的阴阳之本。如果肾虚了，就无法给全身器官提供"能源"，这样各个器官的功能就会下降。而且，身体上的五官九窍都和不同的脏腑有着密切的联系，像耳朵和肾就有着紧密的联系。《灵枢·脉度》指出："肾气通于耳，肾和，则耳能闻五音矣。"耳为肾之官，肾精充足则听觉聪灵，肾精虚弱则两耳失聪。

所以说，耳鸣耳聋大多是由肾精或者肾气亏虚导致的。要想改善耳鸣耳聋的情况，还要从补肾做起。

耳鸣耳聋的对症治疗

中医将耳鸣、耳聋分为肾精亏虚证和肾气阴两虚证两种证型。只有对症治疗，才能取得好的效果。

● 肾精亏虚证型的耳鸣耳聋

该证型主要表现为耳鸣如蝉，昼夜不息，安静时尤其明显，听力逐渐下降，时常伴有失眠眩晕、腰膝酸软、发脱齿摇、口干咽燥、夜尿频多等症状，治疗时应以补肾益精、滋阴潜阳为主。方药可选耳聋左慈丸加减。其组方：茯苓、泽泻、丹皮、五味子各10克，磁石、熟地黄、山药各12克，山茱萸、怀牛膝各15克。水煎服，每日1剂，日服2次。也可选用中成药耳聋左慈丸治疗，参照说明书或在医生指导下服用。

● 肾气阴两虚证型的耳鸣耳聋

该证型主要表现为耳内常闻蝉鸣之声，由微渐重，以致听力下降，伴虚烦失眠、头晕目眩、腰膝酸软、手足心热、遗精早泄、盗汗怕冷等症。治疗时应以补肾滋阴、益气通窍为主。方药可选知柏地黄丸合生脉饮加减。其组方：黄

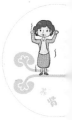

芪、丹皮、西洋参、泽泻、知母、山茱萸、黄柏各10克，山药、麦冬、怀牛膝各30克，白术、熟地黄、茯苓各15克。水煎服，每日1剂，日服2次。也可选用中成药知柏地黄丸合生脉饮治疗，参照说明书或在医生指导下服用。

穴位按摩

不论是哪种证型的耳鸣耳聋，治疗的根源都在于补肾，除了选用方药外，还可通过穴位按摩来改善耳鸣耳聋的状况。涌泉穴、太溪穴都是补肾的要穴，对于治疗耳鸣耳聋都有很好的效果，每天按揉太溪穴、涌泉穴各3～5分钟，长期坚持，听力便会得到改善。

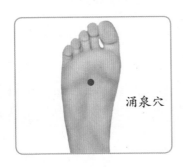
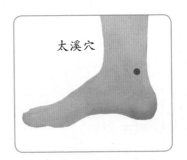

日常保健

日常生活中要多吃一些新鲜绿叶蔬菜和黑芝麻、核桃、花生等食物，以保护听力。同时还要注意修身养性，保持心态平和，不要大动肝火。积极参加体育锻炼，强化心血管功能。如果因为耳鸣而睡觉不安稳，可以在睡前用热水泡泡脚，这样能起到引火归元的作用，同时尽量不要饮用咖啡、浓茶、酒等刺激性食物。

视力减退——补肾养精，帮助恢复视力

中医认为，人的视力与肾有着密切的关系。肾为先天之本，主骨生髓，而脑为髓海，人到老年，机体功能会逐渐衰退，肾精亏虚，就会出现视力减退的现象。正如《灵枢·海论》中说："髓海有余，则轻劲多力，自过其度；髓海不足，则脑转耳鸣，胫酸眩冒，目无所见，懈怠安卧。"

视力减退的对症治疗

中医将视力减退分为肾气阴两虚、肾精亏虚和肾阳不足三种证型。

● 肾气阴两虚证型的视力减退

此类患者会有视力减退、眼干涩不适等症状，还会有耳鸣耳聋、头昏健忘、腰膝酸痛、失眠多梦、夜间口干等诸多症状，治疗的重点应放在"补肾益气、滋阴明目"上。方药可选杞菊地黄丸合生脉饮加减。其组方：山茱萸、枸杞子、茯苓、菊花、泽泻、西洋参、丹皮、麦冬、五味子、甘草各10克，怀山药20克，玉竹15克，熟地黄25克，石斛30克。水煎服，每日1剂，日服2次。也可选用中成药杞菊地黄丸治疗，可参照说明书或在医生指导下服用。

● 肾精亏虚证型的视力减退

此类患者除了视物不清外，多伴有智力低下、发脱齿摇、健忘早衰等症，男子可能会精少不育，女子可能兼有经闭不孕等症。治疗的重点应放在"补肾养血、填精明目"上。方药可选驻景丸加减。其组方：鹿茸5克，甘草、五味子、紫河车、茺蔚子、三七粉、枸杞子、木瓜各10克，山茱萸、黄精、熟地黄各15克，菟丝子、楮实子各20克，怀山药、石斛各30克。水煎服，每日1剂，日服2次。也可选用中成药驻景丸治疗，可参照说明书或在医生指导下服用。

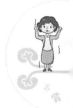

● 肾阳不足证型的视力减退

此类患者即使在白天，看东西也不是很清楚，到了晚上基本上看不清东西。此外，患者还有面色白而无华、神疲乏力、形寒肢冷、夜间小便多等肾虚症状。治疗的重点应放在"温补肾阳、养血明目"上。可选方药右归丸加减。其组方：肉桂5克，当归、山茱萸、制附子（先煎）各10克，麦冬、怀牛膝各15克，山药、熟地黄、枸杞子、菟丝子、鹿角胶（烊化）、杜仲各20克，石斛30克。水煎服，每日1剂，日服2次。也可选用中成药右归丸治疗，可参照说明书或在医生指导下服用。

食疗改善视力减退

视力减退除了可以根据不同的症状对症进行治疗外，还可以选择不同的药膳进行食疗。下面给大家介绍几个方子：

▶推荐菜品

枸杞红枣鸡蛋汤

| 原料 |

枸杞子15～30克，红枣6～8颗，鸡蛋2个。

| 做法 |

1 枸杞子放入凉水中清洗，去其表面污垢备用；红枣用清水洗去其表面污垢；鸡蛋放入水中煮熟后去壳。

2 将枸杞子、红枣、去壳鸡蛋加水同煮半小时即可。

| 功效解析 |

红枣补中益气、养血安神。枸杞子滋补肝肾、养肝明目。诸品合用，具有养肝明目、益气健脾的功效。

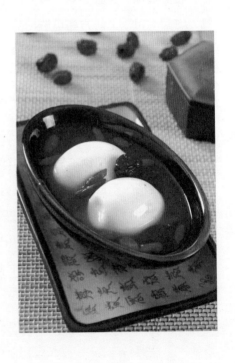

杞子鱼胶炖田鸡

| 原料 |

田鸡（人工养殖）400克，
鱼胶50克，鲜猪腰2个，枸
杞子25克，盐适量。

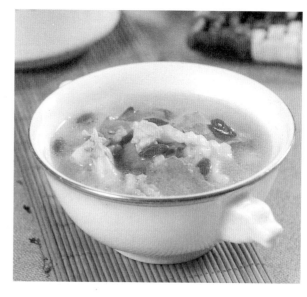

| 做法 |

1 将田鸡宰杀洗净，取田鸡腿，剔肉去骨；鱼胶用沸水浸软，剪细丝；猪腰洗
净，切开，去脂膜，切片；枸杞子洗净，用清水浸泡一会儿备用。

2 砂锅洗净，把田鸡腿肉、田鸡肉、鱼胶丝、猪腰片、枸杞子全部放入砂锅内，
加适量沸水，盖上盖，武火煮沸后，转入炖盅内，文火隔水炖2小时，加盐调味食
用即可。

| 功效解析 |

　　本品滋肾润肺、养阴补血、益精明目、润滑肌肤。枸杞子滋补肝肾、益精明目，可
用于虚劳精亏、腰膝酸痛、眩晕耳鸣、内热消渴、血虚萎黄、目昏不明。

家常视宝汤

| 原料 |

鸭肝150克，芹菜、鲜蘑菇各50克，木耳（水发）20克，蒜末、葱末、姜末、麻
油、盐、米酒、植物油各适量。

| 做法 |

1 芹菜切小段，蘑菇、木耳切丁，鸭肝切成泥状拌入米酒、盐；油烧至五成热，
爆香葱末、姜末、蒜末，加入蘑菇、木耳，加适量水，煮沸。

2 加入肝泥搅拌，调味，投入芹菜煮沸，起锅滴入少许麻油。

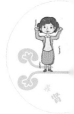

| 功效解析 |

本食疗方具有补益肝肾、养血明目、提高免疫力的功效。适用于视物模糊、肝虚目暗、夜盲贫血症，是小儿护眼的最佳食疗方。

日常保健

可通过按摩来预防和辅助治疗视力减退，效果很不错。可以选用足临泣穴、太阳穴、风池穴、合谷穴、睛明穴、光明穴中的一个或者几个经常按摩，每个穴位每次按摩3～5分钟，长期坚持，视力会慢慢改善。

在日常生活中要做到下面几点来预防视力减退：①顺应四时，防止外邪侵袭；②调和情志，避免脏腑受损；③劳逸适度，爱护目力；④调和饮食，戒烟戒酒。最为重要的一点是要防止外伤损目，预防传染性疾病。

腰痛——肾精充足，腰脊就强壮有力

腰痛是很常见的一种病症，多由腰部受损、气血运行失调、肾虚腰部失养等引起，病因有很多种。唐代名医孙思邈在《备急千金方》里说："凡腰痛有五：一曰少阴，少阴肾也。十月万物阳气皆衰，是以腰痛。二曰风痹，风寒着腰，是以腰痛。三曰肾虚，役用伤肾，是以腰痛。四曰暨腰，坠堕伤腰，是以腰痛。五曰取寒眠地，为地气所伤，是以腰痛。痛不止，引牵腰脊，皆痛。"他把腰痛的主要病因归结为：肾阴虚、阳气衰弱、风寒、过劳、外伤等五个方面，从现代医学的角度来看，这是比较全面和科学的。

中医认为"腰为肾之府"，肾的位置在腰部，腰部是肾的精气所覆盖的区域。肾阳相当于身体里的小太阳，是一身的阳气之本，如果肾阳亏虚，腰部经脉阳气的温热和濡养失衡，就会出现冷痛。肾阴相当于身体里的水源地，是一身的津液之本，肾阴亏虚，腰部经脉就会失于濡养，出现腰膝酸软无力。所以肾精充足，腰脊就强壮有力；肾精不足，腰脊就容易受到伤害。

腰痛的对症治疗

肾虚导致的腰痛有肾虚寒湿证和肾阴虚证两种证型，大家要对症治疗，方能取得效果。

● 肾虚寒湿证型的腰痛

这种情况下的腰痛以腰部冷痛为主，同时伴有腰部转动不便，即使躺着不动弹，疼痛也不能减轻，阴雨天疼痛会加重。这种证型的腰痛，治疗时应以补肾散寒、温通经络为主。方药可选右归丸合甘姜苓术汤加减。其组方：肉桂

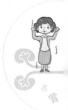

5克，鹿茸、炙甘草、制附子（先煎）各10克，干姜12克，杜仲、白术、枸杞子、怀牛膝、独活各15克，狗脊、茯苓各20克。水煎服，每日1剂，日服2次。也可选用中成药右归丸合独活寄生丸治疗，参照说明书或在医生指导下服用。

● **肾精亏损所致的肾阴虚型腰痛**

这种情况下的腰痛主要表现为腰痛酸软，患者往往会不由自主地按揉疼痛处、足膝无力、劳累时腰痛症状会加重。对于这种肾虚导致的腰痛，治疗时应以滋肾益气、缓急止痛为主。用方药治疗可选左归丸加减。其组方：泽泻、白术、山茱萸各10克，菟丝子、枸杞子、怀牛膝、茯苓各15克，丹皮12克，龟甲（先煎）、桑寄生、山药各30克，熟地黄20克。水煎服，每日1剂，日服2次。也可选用中成药左归丸加壮腰补肾丸治疗，可参照说明书或在医生指导下服用。

食疗改善腰痛症状

合理的食疗对改善腰痛症状会有不错的疗效。下面提供几个食疗方辅助治病。

◆ **推荐菜品**

杜仲炖猪腰

| 原料 |

杜仲、益智仁各15克，核桃仁20克；鲜猪腰2个，料酒、葱花、姜末、盐、鸡精各适量。

| 做法 |

1 先将猪腰剖开，去除臊腺，洗净后切小块；杜仲、益智仁、核桃仁用水冲净，与猪腰块共放入炖锅中，加适量水，武火煮沸。

2 加入料酒、葱花、姜末，改用文火炖至猪腰烂熟，加入盐、鸡精再炖片刻即可。

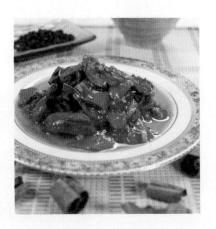

| 功效解析 |

杜仲可温补肝肾；益智仁可温脾暖肾、固精止带。

杜杞煲猪腰

| 原料 |

净猪腰2个，杜仲30克，枸杞子30克。

| 做法 |

加适量水及姜、蒜、盐共煲汤服用。

| 功效解析 |

　本食疗方对肾阴虚型腰痛尤为有效。

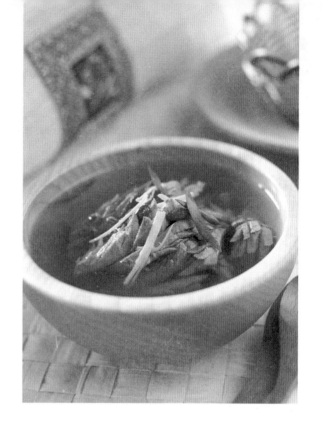

胡椒根蛇肉煲

| 原料 |

胡椒根50克，蛇肉250克。

| 做法 |

煲汤，调味服食即可。

| 功效解析 |

　本食疗方对于治疗肾虚寒湿证型的腰痛较为有效。

日常保健

　针对肾虚引起的腰痛，可以按摩下面几个穴位进行预防和治疗：肾俞穴、命门穴、委中穴、承山穴、昆仑穴、秩边穴。可选择上述穴位中的一个或者数个简易按摩，一般每个穴位每次按摩3～5分钟便可。长期坚持，会起到一定的辅助治疗作用。

　治疗腰痛，方药和食疗都有不错的效果，但任何疾病都是治不如防。早预防早重视，才能使身体远离疾病。预防腰痛要从下面的小细节入手：保持正确的坐姿，避免淋雨，不要坐在潮湿的地面上，避免房事过度及劳累过度。

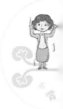

阳痿——益补肾经，重获性能力

阳痿是指在有性交要求时，阴茎不能勃起或勃起不坚，或者虽然有勃起且有一定程度的硬度，但不能维持足够的时间，因而妨碍性交或不能完成性交。

引起阳痿的原因不外乎两种，一是精神方面的因素，如夫妻双方没有感情、心中充满恐惧等。二是生理方面的原因，如肾出现问题所导致。我们知道，肾有一个很重要的功能：主性和生殖。肾好，人的性功能才有保障。

阳痿的对症治疗

肾虚引起的阳痿主要有肾气阴两虚型和肾阳虚衰型两种证型。

● 肾气阴两虚型的阳痿

主要表现为阴茎不能勃起、勃起而不坚，持续时间短，常伴有耳鸣失聪、头晕健忘、神疲乏力、腰膝酸软、自汗盗汗等症。治疗时要以滋肾阴、益肾气、降肾火为主。可选用方药知柏地黄汤加减治疗。其组方：知母、西洋参各10克，山茱萸、桑螵蛸各12克，黄柏、补骨脂、泽泻、熟地黄、丹皮各15克，茯苓18克，枸杞子、巴戟天各20克，怀山药30克。水煎服，每日1剂，日服2次。也可选用中成药知柏地黄丸合五子衍宗丸治疗，可参照说明书或在医生指导下使用。

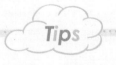

▶▶阳痿是怎样引起的

引起阳痿的原因很多，主要分为神经障碍，如脊髓损伤、脊髓肿瘤等；还有血运不足、内分泌障碍，如糖尿病等疾病。

● 肾阳虚衰型的阳痿

主要表现为阳痿势重，阴茎痿而不起，伴有腰膝酸痛、眩晕耳鸣、肢冷畏寒、小便清长、夜尿频多等症。治疗时要以温肾补虚、补阳振痿为主。可选方药为右归丸加减。其组方：制附子（先煎1小时）、肉桂、西洋参各10克，山药、菟丝子、枸杞子、杜仲各20克，山茱萸、当归各15克，熟地黄30克，巴戟天25克，水煎服，每日1剂，日服2次。也可选用中成药右归丸或金匮肾气丸治疗，可参照说明书或在医生指导下服用。

食疗改善阳痿病症

◆推荐菜品

三子泥鳅汤

| 原料 |

活泥鳅200克，韭菜子、枸杞子、菟丝子各20克，盐、鸡精各少许。

| 做法 |

1 将泥鳅沸水烫杀，洗净；韭菜子、枸杞子、菟丝子均洗净，韭菜子与菟丝子装入纱布袋，口扎紧。

2 将泥鳅、枸杞子、纱布袋一同入锅，加入600毫升水，用武火煮沸后再改文火煨至水剩余300毫升时，取出布袋，加入盐、鸡精调味即可。

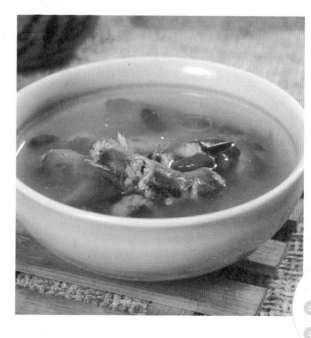

| 功效解析 |

本品具有暖中益气、补肾壮阳之功效。

黑豆炖狗肉

| 原料 |

狗肉250克，黑豆50克，淫羊藿30克，八角茴香、桂皮、小茴香、黄酒、陈皮、草果、生姜、盐各适量。

| 做法 |

放锅里同煮3小时后食用，食肉饮汤。

归蓉羊肉汤

| 原料 |

精羊肉125克，当归、肉苁蓉各20克，大米500克。

| 做法 |

将上述当归、肉苁蓉洗净切片，将精羊肉洗净切碎，与大米一同煮粥食用。

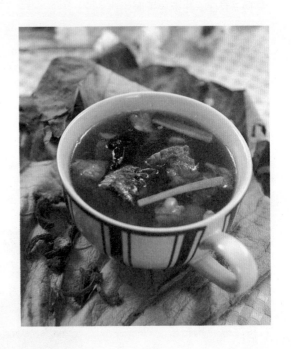

| 功效解析 |

对于肾阳虚衰引起的阳痿、遗精、早泄、腰膝冷痛等症有很好的效果。

日常保健

　　阳痿也可以通过穴位辅助治疗，选取三阴交穴、足三里穴、曲骨穴、大敦穴等，可选择其中一个或者数个经常按揉，每次每个穴位3～5分钟，经常按摩有利于阳痿的改善。

　　日常生活中，阳痿患者要避免房事过度，使大脑中的勃起中枢神经和性器官得到充分的休息。同时，要积极进行体育锻炼，提高身体素质，并做到劳逸结合，适度休息。

早泄——补肾药膳功效神奇

　　早泄是男性最为常见的性功能障碍疾病，其临床表现主要是射精过快。那么，怎么才算早泄呢？通常情况下，如果性生活中阴茎尚未插入阴道，或插入时间过短就射精，女方很难达到性满足的情况，就可以认为其患上了早泄。

　　早泄的原因可归结为两类：一是精神因素，比如担心怀孕，或者在性交的过程中比较紧张等，都容易造成早泄，这些都属于精神因素。二是身体自身的原因，如脏腑功能虚衰，如心、脾、肝、肾等脏腑的功能失常均会造成早泄。肾脏功能失调，是造成早泄的最重要的病因。

早泄的对症治疗

　　中医将早泄分为相火亢进、肾气不固和肾气阴两虚三种证型，治疗时要根据证型辨证治疗才能取得疗效。

●相火亢进证型的早泄

　　该证主要表现为性欲亢进，触阴即泄，常伴有腰膝酸软、目赤耳鸣、目眩头晕、五心烦热、面部烘热、口苦咽干等症。治疗时应以补肾滋阴、降火固泄为主。治疗方药可选知柏地黄汤加减。其组方：黄柏、知母各9克，丹皮、山茱萸、泽泻各10克，茯苓、熟地黄、金樱子各15克，牡蛎（先煎）、山药、龙骨各30克。水煎服，每日1剂，日服2次。也可选用中成药知柏地黄丸治疗，可参照说明书或在医生指导下服用。

●肾气不固证型的早泄

　　该证主要表现为性欲减退，触阴即泄，常伴有面色晦暗、小腹拘急、大便稀溏、小便频数、溺后余沥等症。治疗宜以补肾壮阳，益气固泄为主。治疗方

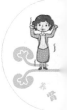

药可选金匮肾气丸加减。其组方：肉桂、制附片（先煎）各9克，泽泻、山茱萸、丹皮各10克，熟地黄15克，巴戟天、沙苑子各20克，山药、生龙骨、生牡蛎（先煎）各30克。水煎服，每日1剂，日服2次。也可选用中成药金锁固精丸治疗，可参照说明书或在医生指导下服用。

● 肾气阴两虚证型的早泄

该证主要表现为阴茎勃起不坚，腰膝酸软，并伴有头晕目眩、耳鸣耳聋、潮热盗汗、手足心热等症。治疗应以滋肾养阴，益气固泄为主。方药可选生脉饮合六味地黄丸加减。其组方：泽泻、山茱萸、五味子、丹皮、西洋参各10克，金樱子、熟地黄、茯苓各15克，山药、黄芪、麦冬、乌梅肉各30克。水煎服，每日1剂，日服2次。也可选用中成药生脉饮加六味地黄丸治疗，可参照说明书或在医生指导下服用。

食疗改善早泄症状

食疗是辅助治疗早泄的好方法。

推荐菜品

苁蓉羊肉粥

| 原料 |

精羊肉60克，肉苁蓉10～15克，粳米100克，盐适量，葱白2段，生姜3片。

| 做法 |

1 分别将肉苁蓉、精羊肉洗净后切细，先用砂锅煎肉苁蓉取汁，去渣。

2 放入羊肉、粳米同煮，待煮沸后，再加入盐、生姜、葱白煮为稀粥。

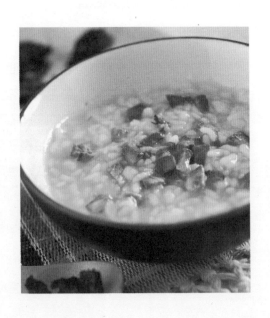

山药桂圆炖鳖

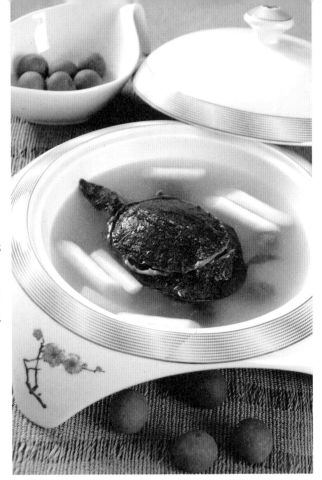

| 原料 |

鳖1尾，怀山药15～20克，
桂圆肉15～20克。

| 做法 |

1 先用沸水烫鳖，再切开洗
净，掏出内脏。

2 然后将鳖肉、鳖壳、怀山
药、桂圆肉一起放入炖盅
内，加水适量，隔水炖熟。

| 功效解析 |

　　喝汤吃肉，每星期炖服1次。本食疗方对早泄、食欲不振、心悸怔忡、耳聋目暗等
有很好的疗效。

日常保健

　　通过按摩的方法来辅助治疗早泄，会有很好的疗效。选择中脘穴、气海
穴、关元穴、中极穴、天枢穴、足三里穴、三阴交穴等穴位，每次选取上述穴
位中的一个或者数个，每个穴位按摩3～5分钟，经常按揉，能改善早泄症状。

　　对早泄，防胜于治。预防早泄要做到生活有规律，要加强体育锻炼，如散
步、打太极拳等都有益于身心健康的运动，要多去尝试。此外，应节制房事，
避免强烈的性欲冲动。

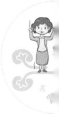

男性不育——养血生精最重要

不育症：正常育龄夫妇有两年以上未采取避孕措施的有规律的性生活而仍未受孕即为不育。其中男性因素引起的不育症占50%，称为男性不育症。

西医认为男性不育的主要原因是生殖器官异常，内分泌紊乱，外源性、机械性损伤，医源性损伤，以及微生物学因素，等等。

中医认为是身体里的元气精血不足导致男性不育。肾藏精，主生殖和生长发育。肾脏精气的盛衰直接影响性功能和生殖功能。男子肾气充盛，则"精气溢泻"，能和阴阳而有子。另外，生殖之精虽然是由肾中精气所化，但与五脏之精的关系也很密切。五脏协调、精气充盛、气化有度、藏泄适宜，才能维持正常的性功能和生殖功能，而五脏失调、藏泄失宜、精气衰少、气化不畅均可导致男性不育。

男子不育的对症治疗

根据其证候表现的不同，男性不育可分为肾阳不足、肾阴虚和肾气亏虚三种证型。

● 肾阳不足证型的不育

该证主要表现为婚久不育，性欲冷淡，精气清冷，精子稀少或死精过多，射精无力，阳痿早泄，同时还伴有面色苍白、精神萎靡、腰膝酸软、小便清长、夜尿频多等症。

治疗肾阳不足引起的不育宜补肾壮阳。方药可选生精汤加减。其组方：覆盆子、五味子、车前子各10克，续断、淫羊藿、何首乌、巴戟天、桑葚、枸杞子、当归各15克，黄芪30克。水煎服，每日1剂，每日服2次。也可选用中成药金匮肾气丸或右归丸治疗，可参照说明书或在医生指导下服用。

● 肾阴虚证型的不育

该证主要表现为婚久不育，性欲强烈，性交频繁，精液不化或死精过多，或精子过少，同时伴有五心潮热、头晕耳鸣、腰膝酸软、盗汗口干等症。

治疗肾阴虚证型的不育宜滋阴补肾。方药可选知柏地黄汤加减。其组方：海马1对、甘草5克，丹皮、黄柏、泽泻、山茱萸各10克，知母12克，茯苓、山药各15克，丹参20克，熟地黄25克。水煎服，每日1剂，每日服2次。也可选用中成药知柏地黄丸或大补阴丸治疗，可参照说明书或在医生指导下服用。

● 肾气亏虚证型的不育

该证主要表现为婚久不育，性欲冷淡，阳痿早泄，精稀、精冷，并伴有精神疲乏、头晕耳鸣、气短懒言、食欲不振、腹胀便溏、五更腹泻、腰膝酸软、夜尿频多、畏寒肢冷等症。

治疗肾气亏虚证型的不育应以温肾补气为主。方药可选金匮肾气丸合生脉饮加减。其组方：砂仁（后下）6克，莲子、补骨脂、五味子、陈皮、山茱萸、西洋参、麦冬、鹿茸、肉豆蔻、肉桂各10克，茯苓、炒山药各15克，菟丝子、巴戟天各20克。水煎服，每日1剂，每日服2次。也可选用中成药五子衍宗丸治疗，可参照说明书或在医生指导下服用。

食疗改善男性不育

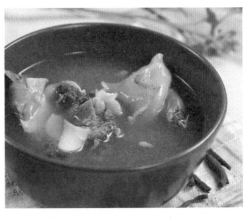

◆ 推荐菜品

清炖龟肉

| 原料 |

乌龟（250克以上）1只，葱、姜、黄酒、盐各适量。

| 做法 |

1 乌龟洗净后切成小块，置锅中，加清水100毫升。

2 加葱、姜、黄酒、盐，隔水清炖50分钟，分次食用。

姜附焖羊肉

| 原料 |

生姜150克，熟附子25克，羊瘦肉250克，植物油、料酒、白糖、鸡精、盐、香油各适量。

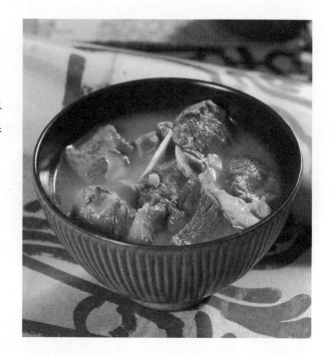

| 做法 |

1 羊瘦肉洗净，切成块；生姜洗净，切片。

2 锅置火上，倒入植物油烧至五成热时，放入生姜片大火炒出香味，下入切好的羊肉块，烹入料酒，加熟附子、盐、白糖翻炒，再加适量清水，大火煮沸后转小火焖40分钟。

3 加鸡精、香油调味后出锅即可。

日常保健

　　穴位按摩能起到补肾健脾、培元固本、养血生精的作用。可对气海穴、关元穴、肾俞穴、命门穴分别进行按摩，每次每个穴位按摩3～5分钟，长期坚持，对改善男性生育功能很有帮助。

　　预防男性不育，重点是养成良好的生活习惯。应当早睡早起，戒烟戒酒，积极参加体育锻炼，远离放射性物质和高温、有毒性的物质。还要注意对睾丸的保护，如避免长时间泡热水澡、骑自行车、穿牛仔裤等。

女性不孕——打通肾经是关键

女性不孕，是指达到生育年龄的女性，配偶生殖功能正常，夫妻双方性生活正常且未采取避孕措施，同居两年仍未正常受孕的症状。

西医认为女性不孕的病因主要是生殖器官异常，如排卵障碍、输卵管闭塞等。

中医认为女子不孕病因多为肝气郁结、肾气不足导致冲任气血失调。治疗女子不孕，中医的指导思想：求子之道，首先调经，冲任为本，重在肝肾。肾主生殖，肾虚会导致下丘脑性生理功能紊乱，从而造成不孕。

女性不孕的对症治疗

肾虚引起的不孕症主要有肾阴虚型不孕和肾阳虚型不孕两种。

● 肾阴虚引起的不孕症

其主要表现为婚后多年不孕，月经量少，色鲜，面色晦暗，常伴有精神疲倦、腰膝酸软、头晕耳鸣、手足心热等症。治疗时应以滋阴补肾、调补冲任为主。方药可选养精种玉汤加减。其组方：黄柏、知母、川芎、白芍、山茱萸各10克，生地黄、当归、熟地黄、川断、菟丝子各15克，龟板、桑寄生各20克，杜仲16克，怀山药30克。每日1剂，水煎，服5剂停5天，每个月经周期服15剂。

▶▶哪些病会造成女性不孕

输卵管炎、输卵管不畅或输卵管发育不全会影响精卵结合；子宫先天性畸形、子宫肌瘤、子宫内膜炎、宫颈重度炎症等都可能影响受孕。

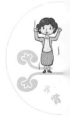

输卵管不通的患者可加鸡血藤15克、穿山甲15克、路路通10克。也可选用中成药知柏地黄丸或无比山药丸治疗，可参照说明书或在医生指导下服用。

● 肾阳虚引起的不孕症

其主要表现为婚后多年不孕，月经量少、色淡、周期延长，常伴有精神疲倦、腰膝酸软、头晕耳鸣、畏寒怕冷等症。治疗时应以补肾温阳、调补冲任为主。方药可选毓麟珠加减。其组方：白芍、木香、川芎、炙甘草各10克，菟丝子、当归、高丽参、白术、杜仲、熟地黄各15克，茯苓20克，鹿角霜、黄芪各30克。每日1剂，水煎，服5剂停5天，每个月经周期服15剂。也可选用中成药右归丸、金匮肾气丸或艾附暖宫丸治疗，可参照说明书或在医生指导下服用。

食疗改善女性不孕

改善女性不孕，食疗的效果也不错，给大家推荐几款食疗方。

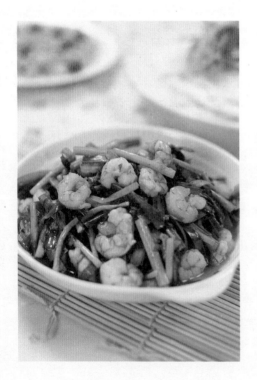

▶推荐菜品

鲜虾炒韭菜

| 原料 |

鲜虾250克，鲜嫩韭菜100克，腰果50克，黄酒、酱油、醋、姜、食用油各适量。

| 做法 |

1 将韭菜洗净切成段，用油炒虾和腰果。
2 加入黄酒、酱油、醋、姜后，再放入韭菜炒至嫩熟。

| 功效解析 |

本食疗方有补虚助阳的功效，对于肾阳虚引起的不孕症有较好的辅助治疗作用。

益母杞归煲鸡蛋

| 原料 |

益母草30克，鸡蛋2只，枸杞子、当归各15克。

| 做法 |

1 将益母草、枸杞子、当归用清水2碗煎取1碗，滤渣取汁。

2 鸡蛋煮熟去壳，刺数个小孔，用药汁煮片刻，饮汁吃蛋。

| 功效解析 |

每周5次，1个月为1疗程。本食疗方可以调经养血，增强卵子排出，提高受孕机会，对于肾阴虚引起的不孕症有很好的疗效。

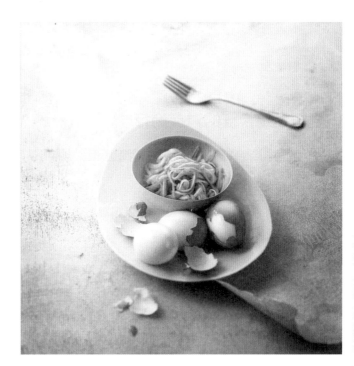

日常保健

女性朋友要想拥有良好的生育功能，平时应该保持心态平和，经常锻炼身体，增强体质与健康。如果有盆腔炎、附件炎等妇科疾病，要积极治疗。未打算怀孕的夫妻，要注意避孕，尽可能避免人工流产。

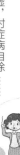

更年期综合征——肾虚是致病根源

更年期综合征，一般是针对女性而言，是因雌激素水平下降而引起的一系列症状，发生在绝经前后，一般是45～55岁。

此阶段女性先天之气逐渐衰微，精气不足，引起机体阴阳失衡，出现一系列因脏腑经络气血功能紊乱的症状，如头晕目眩、月经紊乱、面色潮红、腰膝酸软、失眠心悸、手足心热、抑郁多虑等。从中医角度来说，肾虚是更年期综合征的致病根源，所以在治疗时，以补肾气、调整阴阳为主要方法。

更年期综合征的对症治疗

更年期综合征有肾阴虚型、肾阳虚型、肾阴阳两虚型三种证型。

● 肾阴虚型更年期综合征

其主要症状有腰酸腿痛、潮热出汗、头晕目眩、心悸失眠、烦躁激动等，还伴有皮肤干燥、瘙痒、口干、便干等症状。治疗应以滋阴为主。若要选择方药治疗，可用左归丸加减。其组方：生地黄、麦冬、熟地黄各15克，山茱萸、枸杞子、茯苓、白芍、炙甘草、制何首乌各10克，山药、龟甲、桑寄生各30克。每天1剂，水煎取600毫升，分3次温服。也可选用中成药左归丸或六味地黄丸治疗，可参照说明书或在医生指导下服用。

● 肾阳虚型更年期综合征

其主要症状有怕冷畏寒、腹胀便溏、自汗、夜尿频、月经量大、腰酸背痛等。治疗原则是以温肾扶阳为主。方药可选右归丸加减。其组方：肉桂5克，山茱萸肉、制附子（先煎）、枸杞子、高丽参、白术、鹿角胶（烊化）、甘草各10克，熟地黄、菟丝子、山药各15克。每天1剂，水煎取600毫升，分3次温服。也可选用中成药右归丸治疗，可参照说明书或在医生指导下服用。

● 肾阴阳两虚型更年期综合征

其主要症状有烦躁失眠、头晕耳鸣、烘热汗出等肾阴虚型常见症状，同时还有精神萎靡、水肿疲乏、腰酸背痛、自汗、腹胀便溏、夜尿频等肾阳虚型常见症状。治疗时宜滋阴补阳，调养冲任。方药可选二仙汤合二至丸加减。其组方：当归、仙茅、麦冬、西洋参、黄柏、知母、山茱萸、当归、五味子各10克，淫羊藿、巴戟天、女贞子各15克，墨旱莲30克。每天1剂，水煎取600毫升，分3次温服。也可选用中成药金匮肾气丸治疗，可参照说明书或在医生指导下服用。

饮食调节更年期综合征

◆ 推荐菜品

益气养血安神粥

| 原料 |

黄芪、夜交藤各30克，当归、桑叶各12克，三七6克，胡麻仁10克，小麦100克，红枣10颗，白糖适量。

| 做法 |

1 小麦洗净，用清水浸泡1小时；黄芪、夜交藤、当归、桑叶、三七、胡麻仁一同放入砂锅中，加水煎取汁液。

2 将小麦及红枣放入药汁中煮成粥，加白糖调味即可。

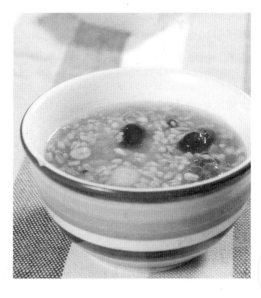

| 功效解析 |

本品益气养血、宁心安神，适用于更年期烦躁、失眠者调理身体。

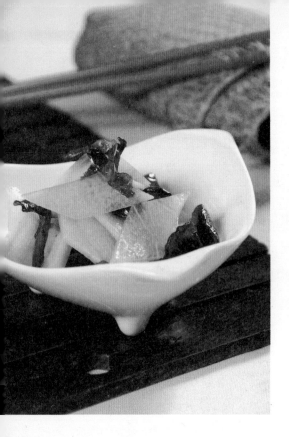

木耳西瓜皮

| 原料 |

西瓜皮250克，水发黑木耳100克，盐、白糖、醋、香油、鸡精各适量。

| 做法 |

1 西瓜皮只取外皮浅色一层，清洗干净后切成菱形片，撒上盐腌渍20分钟左右；黑木耳去蒂，洗净，撕成小朵，入沸水锅中焯熟，捞出过凉，沥干水分备用。

2 将腌好的瓜皮片沥去水分，放入黑木耳，加入盐、白糖、醋、香油、鸡精拌匀即可。

莲子参芪百合粥

| 原料 |

西洋参10克，黄芪15克，百合、莲子、粳米各30克。

| 做法 |

上述原料同煮粥。

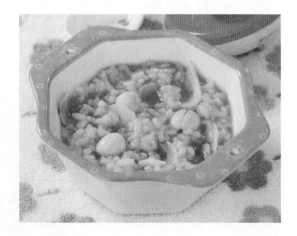

| 功效解析 |

　　本食疗方适用于肾阴阳两虚型更年期综合征，对于改善绝经前后出现的心悸不寐、肢体乏力、怔忡健忘、皮肤粗糙等症状有很好的疗效。

日常保健

更年期综合征可以通过穴位按摩来进行辅助治疗，选择三阴交穴、肾俞穴、神门穴、足三里穴、气海穴中的一个或数个穴位，每次每个穴位按摩3～5分钟，长期坚持，能有效缓解更年期症状。

更年期女性生活要有规律，注意劳逸结合，保证充足的睡眠。积极参加体育锻炼，尽量多去参加一些娱乐活动，以丰富精神生活，增强身体素质。

要饮食有节，少吃辛辣及生冷制品。维持适度的性生活，这样有利于生理和心理健康。

更年期女性的情绪容易不稳定，所以平时要多与家人沟通，把自己的不良情绪抒发出来。家人和朋友也应该对其多给予理解与安慰，避免不必要的语言冲突和精神刺激。

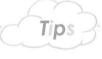

▶▶ 更年期与哪些因素有关

更年期综合征症状多发生在绝经前后2～3年，症状出现的年龄、持续时间、症状明显程度会因人而异。更年期综合征的出现除跟卵巢功能衰退的速度有关外，还与社会、精神、心理等因素有关。要想安全度过更年期，首先要保持精神愉快，其次要生活有规律，还要膳食合理。更年期女性应限制盐的摄入，并且少吃甜食，多吃粗粮。更年期妇女不要吸烟、饮酒、喝浓茶，要积极参加有氧运动。

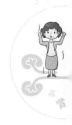

·六味地黄丸——滋阴补肾的中成药·

主要成分： 熟地黄、山茱萸、牡丹皮、山药、茯苓、泽泻。

主要功效： 滋阴补肾。用于肾阴亏损的头晕耳鸣、腰膝酸软、骨蒸潮热、盗汗遗精、消渴、小便淋漓。

食用禁忌： 忌食辛辣的食物和不易消化的食物，感冒发热的病人不宜服用。

·杞菊地黄丸——治疗肝肾阴虚·

主要成分： 枸杞子、菊花、熟地黄、山茱萸、牡丹皮、山药、茯苓、泽泻。

主要功效： 滋肾养肝，清头明目。主治头目眩晕、视物模糊。或眼痛枯涩，或迎风流泪、羞明畏光，或耳鸣耳聋、潮热盗汗等症。

食用禁忌： 忌食辛辣食物和不易消化食物，感冒发热病人和糖尿病患者不宜服用。

·知柏地黄丸——滋阴清火效果好·

主要成分： 知母、黄柏、熟地黄、山茱萸、牡丹皮、山药、茯苓、泽泻。

主要功效： 滋阴降火。主治阴虚火旺、潮热盗汗、口干咽痛、耳鸣遗精、小便短赤等。

食用禁忌： 忌食辛辣的食物和不易消化的食物，感冒发热的患者不宜服用。

·归芍地黄丸——添精益血，养血柔肝·

主要成分： 当归、白芍、熟地黄、山茱萸、牡丹皮、山药、茯苓、泽泻。

主要功效： 滋肝肾，补阴血，清虚热。用于肝肾两亏、阴虚血少、头晕目眩、耳鸣咽干、午后潮热、腰腿酸痛、足跟疼痛。

食用禁忌：忌食不易消化食物，感冒发热的患者不宜服用。

·桂附地黄丸——温补肾阳的专剂·

主要成分：肉桂、熟地黄、牡丹皮、茯苓、附子、山茱萸、山药、泽泻。

主要功效：温补肾阳。用于肾阳不足、腰膝酸冷、肢体水肿、小便不利或反多、痰饮喘咳、消渴等症。

食用禁忌：忌食辛辣的食物和不易消化的食物，感冒发热的患者不宜服用。

·济生肾气丸——温肾利水口碑好·

主要成分：附子、白茯苓、泽泻、山茱萸、山药、车前子、牡丹皮、官桂、川牛膝、熟地。

主要功效：温补肾阳，利水消肿。主治肾阳虚水肿、腰重脚肿、小便不利。

食用禁忌：忌食辛辣的食物和不易消化的食物，感冒发热的患者不宜服用。

·麦味地黄丸——滋补肺肾常用方·

主要成分：熟地黄、山茱萸、牡丹皮、山药、茯苓、泽泻、麦冬、五味子。

主要功效：滋补肺肾。主治肺肾阴虚，或喘或咳。

食用禁忌：忌食辛辣的食物和不易消化的食物，感冒发热的患者不宜服用。

·左归丸——补肾阴第一方·

主要成分：熟地、山药、枸杞子、山茱萸、怀牛膝、菟丝子、鹿角胶、龟板胶。

主要功效：滋阴补肾，添精益髓。主治真阴不足证、头目眩晕、腰酸腿

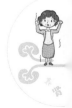

软、遗精滑泄、自汗盗汗、口燥舌干、舌红少苔、脉细等症。

食用禁忌：忌食辛辣的食物和不易消化的食物，感冒发热的患者不宜服用。

·右归丸——阴中求阳之品·

主要成分：熟地黄、山药、枸杞子、山茱萸、菟丝子、鹿角胶、杜仲、当归、制附子。

主要功效：温补肾阳，添精益髓。主治肾阳不足、命门火衰证、年老或久病气衰神疲、畏寒肢冷、腰膝软弱、阳痿遗精，或阳衰无子，或饮食减少。

食用禁忌：忌食辛辣食物和不易消化食物，感冒发热的患者不宜服用。

·锁阳固精丸——温肾固阳效果好·

主要成分：锁阳、肉苁蓉、巴戟天、补骨脂、菟丝子、杜仲、八角茴香、韭菜子、芡实、莲子、莲须、牡蛎、龙骨、鹿角霜、熟地黄、山茱萸、牡丹皮、山药、茯苓、泽泻、知母、黄柏、牛膝、大青盐。

主要功效：温肾固精。用于肾阳不足所致的腰膝酸软、头晕耳鸣、遗精早泄。

食用禁忌：忌食不易消化食物，治疗期间，宜节制房事，感冒发热病人不宜服用，高血压、心脏病、肝病、糖尿病、肾病等慢性病严重者应在医师指导下服用。

·金锁固精丸——有收敛固精之效·

主要成分：沙苑子、芡实、莲须、龙骨、煅牡蛎。

主要功效：补肾涩精。主治遗精滑泄、神疲乏力、腰痛耳鸣、舌淡苔白、脉细弱。

食用禁忌：忌食不易消化食物，治疗期间，宜节制房事，感冒发热病人不宜服用、高血压、心脏病、肝病、糖尿病、肾病等慢性病严重者应在医师指导下服用。

·五子衍宗丸——补益肾精的良药·

主要成分：枸杞子、菟丝子、覆盆子、五味子、车前子。

主要功效：补肾益精。用于腰酸腿软、遗精早泄、阳痿不育。

食用禁忌：忌食不易消化食物，治疗期间，宜节制房事，感冒发热病人不宜服用，高血压、心脏病、肝病、糖尿病、肾病等慢性病严重者应在医师指导下服用。

·水陆二仙丹——补肾涩精有奇效·

主要成分：芡实、金樱子。

主要功效：补肾涩精。主治男子遗精白浊、小便频数、女子带下、肾虚不摄者。

食用禁忌：忌食不易消化食物，治疗期间，宜节制房事，感冒发热病人不宜服用，高血压、心脏病、肝病、糖尿病、肾病等慢性病严重者应在医师指导下服用。

·七宝美髯丹——补肝肾、美须发·

主要成分：赤何首乌、何首乌、赤茯苓、白茯苓、川牛膝、当归、枸杞子、菟丝子、补骨脂。

主要功效：补益肝肾，乌发壮骨。主治肝肾不足证，兼治须发早白、脱发、齿牙动摇、腰膝酸软、梦遗滑精、肾虚不育等。

食用禁忌：忌不易消化食物，治疗期间，宜节制房事，感冒发热病人不宜服用，高血压、心脏病、肝病、糖尿病、肾病等慢性病严重者应在医师指导下服用。

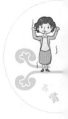

老中医教你
养好肾

策划编辑： 张雅文

美术统筹： 吴金周

图片提供： 北京全景视觉网络科技有限公司

达志影像

华盖创意图像技术有限公司

上海富昱特图像技术有限公司

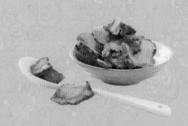